REFLUJO GÁSTRICO

© Adolfo Pérez Agustí (2024)

REFLUJO GÁSTRICO

edicionesmasters@gmail.com

(Spain)

Aunque en apariencia parece una enfermedad sencilla de resolver y asimilar, pues en esencia se trata de una llegada de los jugos gástricos al esófago, e incluso a la garganta y la boca (hipofaringe), la casuística médica nos alerta de su alta gravedad en muchos casos. Lo que en inicio no es nada más que una pequeña molestia puede desencadenar casos más serios e incluso graves, como el cáncer.

CAPÍTULO 1

DESCRIPCIÓN

¿Qué es el Reflujo Gástrico? (ERGE)

La ERGE (enfermedad por reflujo gastroesofágico o reflujo ácido crónico) es una afección en la que los contenidos que contienen ácido en el estómago se filtran persistentemente hacia el esófago, el conducto que va de la garganta al estómago, pudiendo alcanzar la boca.

En principio es algo habitual y muchas personas tienen reflujo gastroesofágico de vez en cuando, y por lo general, esta enfermedad no presenta síntomas.

Pero esta afección en la cual los contenidos estomacales se devuelven desde el estómago hacia el esófago (tubo de deglución), incluidos los alimentos, puede llegar en principio a irritar el tubo de deglución y causar simplemente una acidez gástrica eventual y otros síntomas.

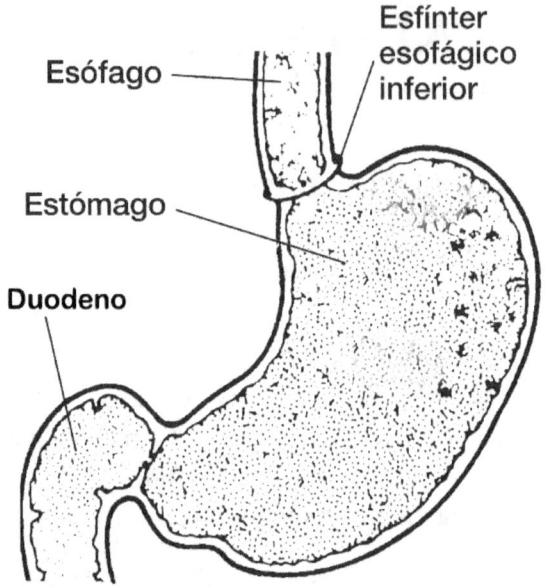

Esófago

Esfínter esofágico inferior

Estómago

Duodeno

El área denominada Cardias se solapa con el esfínter esofágico inferior; aunque, por definición, el cardias no contiene el esfínter esofágico inferior.

El reflujo ácido ocurre porque la válvula presente al final del esófago, el esfínter, no se cierra correctamente cuando la comida llega al estómago.

Con frecuencia, el retrolavado de ácido luego fluye hacia arriba a través del esófago hacia la garganta y la boca, lo que le da un sabor agrio/ácido.

El reflujo ácido suele suceder con frecuencia incluso en personas sanas especialmente al estar tumbados, por lo que tener reflujo ácido y acidez estomacal de vez en cuando es totalmente normal.

Pero, si esto ocurre más de dos veces por semana durante un período de varias semanas, el problema puede agravarse y convertirse en crónico.

La ingestión habitual de medicamentos para la acidez estomacal y protectores gástricos no resuelve el problema inicial, y es posible que aunque los síntomas se mitiguen la enfermedad siga su curso. El enfermo, no consciente del problema, se relaja y no adopta medidas preventivas.

Por ello, hay que insistir ante el facultativo para que realice las pruebas pertinentes cuanto antes.

No solo eliminando el síntoma se resuelve la enfermedad.

¿Qué es la acidez estomacal?

La acidez estomacal es un síntoma de reflujo ácido. Es una dolorosa sensación de ardor en el centro del pecho causada por la irritación del revestimiento del esófago causada por el ácido estomacal.

Este ardor puede aparecer en cualquier momento, pero suele empeorar después de comer. Para muchas personas, la acidez estomacal empeora cuando se reclinan o se acuestan en la cama, lo que dificulta dormir bien por la noche.

Jugos gástricos habituales

La presencia en el estómago de este fluido ácido, es absolutamente necesaria para que pueda iniciarse la digestión de los alimentos que ingerimos. Afortunadamente el estómago está preparado para no verse afectado normalmente por las condiciones de alta acidez que se dan en su interior y solamente en ocasiones se produce un exceso de acidez o fallan los mecanismos naturales de protección y aparecen síntomas de dolor o quemazón que son los que conocemos como pirosis o "acidez de estómago".

El jugo gástrico predominante se debe al ácido clorhídrico secretado por las células parietales del estómago y resulta imprescindible para la activación del pepsinógeno, que se transforma en pepsina e inicia la degradación de las proteínas y, por tanto, la digestión.

También estimula la secreción biliar y pancreática cuando el contenido gástrico alcanza el duodeno, además de favorecer la degradación de muchas de las bacterias ingeridas.

La pared abdominal está revestida de mucus en cantidad y con frecuencia suficiente para protegerlo de los posibles efectos nocivos del ácido. En ocasiones hay un exceso de la secreción ácida por haber ingerido alimentos irritantes, proteínas cárnicas, alcohol o ciertos medicamentos, dando lugar inicialmente a la gastritis.

Afortunadamente, la acidez estomacal generalmente se puede controlar con plantas medicinales de venta libre que describiremos más adelante.

Diferencias

Los médicos también se refieren al reflujo gastroesofágico como:

Indigestión gástrica

Reflujo gástrico

Regurgitación gástrica

Acidez

Reflujo

Las diferencias están en que el ERGE es una afección más grave y duradera en la cual, con el tiempo, el reflujo gastroesofágico causa síntomas repetidos molestos y complicaciones con frecuencia graves.

CAPÍTULO 2

CASUÍSTICA

La ERGE es muy común, pudiendo afectar a un gran número de personas, llegando al 20 % de la población estadounidense, y eso refiriéndonos a las diagnosticadas.

Tan es así, que cualquier persona puede desarrollar la enfermedad por reflujo gastroesofágico, siendo más probable si:

Tiene sobrepeso o es obesa

En el caso de las mujeres, está embarazada

Toma ciertos medicamentos

Fuma o está expuesta regularmente al humo ambiental.

Aunque cualquier persona puede desarrollar ERGE, la edad es también importante y las probabilidades de padecer la enfermedad (leve o grave), aumentan después de los 40 años.

Como componente del tubo digestivo (es decir, el conducto tubárico por el que se digieren, absorben y luego excretan los alimentos ingeridos como desechos), la función fisiológica del estómago se estructura en torno a la creación de un entorno en el que las enzimas proteolíticas y las soluciones ácidas puedan actuar sobre los alimentos ingeridos de forma segura. Existen consecuencias patológicas que pueden desarrollarse cuando la mucosa gástrica no logra aislar el contenido luminal de la cavidad peritoneal circundante.

El vaciamiento gástrico puede verse ralentizado por la presencia de grasas y ácidos en el duodeno, el estrés, el ejercicio y varias hormonas.

En conjunto, el ácido gástrico crea un entorno ácido que desnaturaliza las proteínas y activa la conversión de pepsinógeno en pepsina. La pepsina descompone las proteínas en péptidos más pequeños, que pueden procesarse y absorberse más tarde en el intestino delgado.

Todo material que el cuerpo consume debe pasar por el estómago, y lo convierte en una importante defensa contra los microbios.

CAPÍTULO 3

CAUSAS DEL REFLUJO GASTRO /ESOFÁGICO

El motivo por que se produce el reflujo gastroesofágico es que el paso del esófago al estómago, cuya entrada se llama esfínter inferior y está envuelto en el cardias, queda mal cerrado y deja que pase contenido gástrico al esófago. Esto puede producirse por múltiples motivos: reflujo en el embarazo -a causa de la presión que hace el feto en la barriga-, por obesidad, por presentar hernia de hiato, por fumar o como efecto secundario de algunos medicamentos.

En resumen: "El motivo por el cual se produce el reflujo gastroesofágico es que el paso del esófago al estómago queda mal cerrado y deja que pase contenido gástrico al esófago"

El esfínter esofágico inferior y el diafragma con mucha frecuencia previenen el reflujo gastroesofágico, que se presenta cuando el contenido del estómago se devuelve al esófago.

Sin embargo, muchas personas tienen reflujo gastroesofágico de vez en cuando.

Se podría presentar la enfermedad por reflujo gastroesofágico cuando el esfínter esofágico inferior se debilita o se relaja cuando no debería hacerlo. Los factores que podrían afectar el esfínter esofágico inferior y causar la enfermedad por reflujo gastroesofágico incluyen:

Sobrepeso u obesidad

Embarazo

Fumar o inhalar humo ambiental

Dormir con los pies o piernas elevadas

Además de algunos medicamentos, como:

- Benzodiacepinas, sedantes que tranquilizan o dan sueño.

- Antagonistas de los canales de calcio, que se utilizan para tratar la presión arterial alta (Amlodipina, Diltiazem...).

- Ciertos medicamentos para el asma.

- Medicamentos antiinflamatorios no esteroides (AINE), como el ibufrofeno, naproxeno, diclofenaco, aspirina, enantyum...

- Antidepresivos tricíclicos (amitriptilina, imipramina, doxepina...)

- También la hidrocodona y el acetaminofén. Progesterona. Teofilina.

- Antibióticos, como la tetraciclina (incluida la doxiciclina) y la clindamicina.

- Bifosfonatos, indicados para la osteoporosis.

- Anticolinérgicos, recetados para trastornos como el síndrome de la vejiga hiperactiva y el síndrome del intestino irritable, y para algunos síntomas de la enfermedad de Parkinson.

Una hernia hiatal también puede aumentar la probabilidad de contraer la enfermedad por reflujo gastroesofágico o empeorar los síntomas. La hernia hiatal es una afección en la cual la abertura en el diafragma permite que la parte superior del estómago se desplace hacia el pecho.

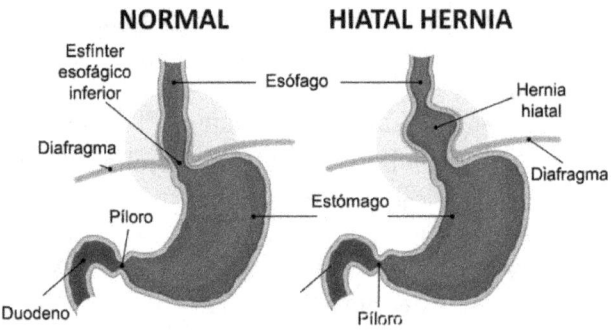

Cuando comemos, el alimento pasa desde la garganta hasta el estómago a través del esófago y un anillo de fibras musculares en la parte inferior del esófago impide que el alimento deglutido vuelva a subir. Estas fibras musculares se denominan esfínter esofágico inferior (EEI).

Cuando este anillo muscular no se cierra bien, los contenidos del estómago pueden devolverse hacia el esófago, lo que se denomina reflujo o reflujo gastroesofágico. Estos ácidos que habitualmente no afectan al estómago, causan una corrosión intensa en el esófago, e incluso en la faringe y garganta.

El reflujo ácido es causado por la debilidad o relajación del esfínter esofágico inferior, la válvula que normalmente se cierra herméticamente después de que la comida ingresa al estómago. Es una válvula de una única dirección hacia el estómago. Si se relaja cuando no debería, el contenido del estómago vuelve a subir al esófago por reflujo.

En concreto, los factores que pueden conducir a esto incluyen:

- Demasiada presión en el abdomen. Esto es habitual en las embarazadas que experimentan acidez estomacal casi a diario debido a este aumento de la presión.

- Determinados alimentos no saludables para todo el mundo, como lácteos, picantes o fritos, y otros hábitos alimentarios.

- Medicamentos denominados como protectores gástricos.

- La hernia de hiato, la parte superior del estómago que sobresale hacia el diafragma, el músculo que separa el tórax y la cavidad abdominal, lo que impide la ingesta normal de alimentos.

- Consumo de alcohol de manera continuada, incluso el vino.

- Obesidad centrada en la zona abdominal.

- Embarazo.

- Esclerodermia, enfermedad autoinmune que consiste en la acumulación de tejido similar al cicatricial en la piel y en otras partes del cuerpo. También daña las células que recubren las paredes de arterias pequeñas.

- Tabaquismo

- Recostarse a menos de 3 horas después de comer, lo que es habitual en la siesta. La posición en horizontal del cuerpo favorece e reflujo.

CAPÍTULO 4

SÍNTOMAS

Cuando el reflujo y la acidez estomacal ocurren con mucha frecuencia, el tejido que recubre el esófago es afectado por el efecto corrosivo de los ácidos estomacales.

Con el tiempo, el tejido queda dañado y los síntomas pueden afectar a la alimentación, el sueño y a la estabilidad de la salud.

Cuando la ERGE permanece, la vida diaria se vuelve incómoda y hay que recurrir a los recursos médicos. Aunque en un principio la enfermedad no pone en peligro la vida en sí misma, la inflamación crónica del esófago puede provocar algo más grave, incluso tumoral. Suele recomendarse, llegado a este nivel, el uso de medicamentos más fuertes o incluso una cirugía para aliviar los síntomas. La enfermedad parece regresar pero con frecuencia el daño ocasionado permanece.

El síntoma más claro, común y que da nombre a esta patología, es el ardor o acidez estomacal. Sin embargo, existen otros síntomas del reflujo gastroesofágico: Regurgitar los alimentos ingeridos, tener náuseas y vómitos, tos, mal aliento, dolor de garganta, etc.

Inicialmente se percibe acidez, una sensación dolorosa y ardiente en la mitad del pecho, detrás del esternón, que se eleva desde la punta inferior del esternón hacia la garganta, con tos incluida.

La regurgitación o el contenido del estómago que se devuelve a través del esófago y llega a la garganta o la boca, puede ocasionar que se sienta el sabor de la comida o del ácido gástrico.

Sin embargo, no todos los adultos con enfermedad por reflujo gastroesofágico tienen acidez o regurgitación. Otros síntomas podrían incluir:

Dolor en el pecho

Náuseas

Problemas o dolor al tragar.

Pueden aparecer síntomas de complicaciones en la boca, la garganta o los pulmones, como tos crónica, ronquera o falta de aire.

Una persona debe consultar con su médico si cree que tiene la enfermedad por reflujo gastroesofágico o si sus síntomas no mejoran con los medicamentos de venta libre, las plantas medicinales o cambios en su estilo de vida.

También debe consultar con su médico si tiene síntomas que podrían estar relacionados con las complicaciones de la enfermedad por reflujo gastroesofágico, aunque en apariencia no parezcan estar relacionados, especialmente:

- Dolor en el pecho

- Inapetencia

- Vómito persistente

- Dificultad para tragar o dolor al tragar.

- Señales de sangrado en el tubo digestivo, tales como:

  Vómito que contiene sangre o parece granos de café.

Heces que contienen sangre o se ven negras y alquitranadas.

- Adelgazamiento sin razón aparente

Por tanto, esté atento a cualquiera de estos síntomas y más aún, si se dan varios unidos:

- Acidez.

- Regurgitación (la comida regresa a la boca desde el esófago).

- Sensación de comida atrapada en la garganta.

- Tos seca.

- Dolor de pecho.

- Problema al tragar.

- Vómitos.

- Dolor de garganta y ronquera.

Los bebés y los niños pueden experimentar síntomas similares a la ERGE, así como:

- Pequeños episodios frecuentes de vómitos.

- Llanto excesivo, sin ganas de comer (en bebés y lactantes).

- Dificultades respiratorias,

- Frecuente gusto ácido/ agrio, especialmente al acostarse.

- Garganta ronca.

- Sensación de ahogo que puede despertar al niño.

- Mal aliento.

- Dificultad para dormir después de comer, especialmente en lactantes.

CAPÍTULO 5

REFLUJO SILENCIOSO (LARINGO /FARÍNGEO)

El reflujo laringofaríngeo, también conocido como "reflujo silencioso", es otra posible complicación que puede desarrollarse con acidez estomacal crónica y reflujo ácido o enfermedad por reflujo gastroesofágico (ERGE). Cuando el músculo del esfínter al final del esófago no funciona correctamente, el ácido del estómago puede retroceder a la garganta, la laringe o incluso al conducto nasal. El ácido causa inflamación y corrosión en estas áreas, que no están equipadas para protegerse del ácido gástrico.

El reflujo silencioso es más común entre los bebés porque sus músculos del esfínter no están completamente desarrollados, tienen un esófago más corto y se acuestan la mayor parte del tiempo.

Los síntomas de reflujo silencioso en adultos no son lo mismo que la ERGE debido a la parte de la anatomía que está afectando el ácido. El ácido se dirige a la laringe, en lugar del esófago, lo que hace que el diagnóstico sea más difícil porque los síntomas se presentan como tos.

Síntomas del Reflujo Silencioso:

- Excesiva necesidad de aclararse la garganta.

- Tos persistente improductiva.

- Ronquera

- Un "bulto" en la garganta que no desaparece con la deglución repetida.

- Una sensación de goteo posnasal o exceso de moco en la garganta.

- Dificultad para tragar (disfagia).

- Dificultad para respirar.

- Dolor de garganta.

Cuando el ácido del estómago se acumula en la garganta y la laringe, puede causar irritación y daño a largo plazo. En los adultos, el reflujo silencioso puede cicatrizar la garganta y la laringe, aunque también puede aumentar el riesgo de cáncer en el área, afectar los pulmones y puede agravar enfermedades como el asma, el enfisema o la bronquitis. Debido a que los síntomas de reflujo silencioso afectan la laringe en lugar del esófago, como ocurre con la ERGE, es más difícil de diagnosticar y puede no recibir tratamiento. Aunque un médico puede diagnosticar el reflujo silencioso mediante la realización de pruebas especializadas, será la persistencia de los síntomas (tos persistente y falta de aire) lo que lleve al diagnóstico.

CAPÍTULO 6

¿POR QUÉ ES IMPORTANTE PONER REMEDIO A LA ACIDEZ ESTOMACAL?

El reflujo gástrico puede sufrirse a cualquier edad y es conveniente corregirlo. No solo por la incomodidad de sus síntomas, más bien porque, con el paso de los años, la acidez estomacal, que sólo la soporta este órgano, puede afectar a las paredes del esófago y llegar a provocar Esófago de Barrett, entre otros males habituales. Se trata de una enfermedad premaligna que, en un pequeño porcentaje, puede degenerar en cáncer de esófago.

Diferencias

¿Cómo saber que se tiene acidez estomacal y no un infarto?

El dolor de pecho causado por la acidez estomacal puede hacerle temer que esté teniendo un ataque al corazón. La acidez estomacal no tiene nada que ver con el corazón, pero dado que la molestia está en el pecho, puede ser difícil notar la diferencia mientras ocurre. Pero los síntomas de un ataque cardíaco son diferentes a la acidez estomacal. A saber:

La acidez estomacal es una incómoda sensación de ardor o dolor en el pecho que puede ascender hasta el cuello y la garganta. Un infarto puede causar dolor en los brazos, el cuello y la mandíbula, dificultad para respirar, sudoración, náuseas, mareos, fatiga extrema y ansiedad, entre otros síntomas.

Si el medicamento para la acidez estomacal no ayuda y el dolor de pecho se acompaña de estos síntomas, hay que solicitar atención médica de inmediato.

Complicaciones

Si se deja sin tratar, la enfermedad por reflujo gastroesofágico puede, con el tiempo, causar complicaciones graves, como esofagitis, estenosis esofágica y el mencionado Esófago de Barrett, así como complicaciones fuera del esófago.

Veamos algunas diferencias:

Esofagitis

La esofagitis es la inflamación del esófago. La esofagitis puede causar úlceras y sangrado en el revestimiento del esófago. La esofagitis crónica aumenta la posibilidad de desarrollar estenosis esofágica y esófago de Barrett.

Estenosis esofágica

Se presenta una estenosis esofágica cuando el esófago se estrecha demasiado. Las estenosis esofágicas pueden provocar problemas para tragar.

Esófago de Barrett

La enfermedad por reflujo gastroesofágico puede a veces causar esófago de Barrett, una afección en la que un tejido parecido al revestimiento del intestino reemplaza el tejido que recubre el esófago.

Un pequeño número de personas con esófago de Barrett desarrollan un tipo de cáncer conocido como adenocarcinoma esofágico.

Complicaciones fuera del esófago:

Algunas personas con enfermedad por reflujo gastroesofágico desarrollan complicaciones fuera del esófago, en la boca, la garganta o los pulmones. Estas complicaciones podrían incluir:

Asma

Tos crónica

Ronquera

Laringitis, es decir, inflamación de la laringe que puede hacer que pierda la voz por un tiempo breve.

Desgaste del esmalte dental por aumento de la acidez bucal.

¿Puede la ERGE causar asma?

No sabemos la relación exacta entre la ERGE y el asma, pero más del 75% de las personas con asma tienen ERGE, el doble de probabilidades que las personas sin asma.

La ERGE puede empeorar los síntomas del asma y los medicamentos para el asma pueden empeorar la ERGE, aunque el tratamiento de la ERGE a menudo ayuda a aliviar los síntomas del asma.

Los síntomas de la ERGE pueden dañar el revestimiento de la garganta, las vías respiratorias y los pulmones, lo que dificulta la respiración y provoca una tos persistente, lo que puede sugerir un vínculo.

Los médicos suelen considerar la ERGE como una causa de asma si:

El asma comienza en la edad adulta.

- Los síntomas del asma empeoran después de una comida, ejercicio, por la noche y después de acostarse.

- El asma no mejora con los tratamientos estándar para el asma.

Si tiene asma y ERGE, el médico puede ayudar a encontrar las mejores maneras de manejar ambas afecciones.

Los medicamentos y las plantas medicinales adecuadas no agravan los síntomas de ninguna de las dos enfermedades.

En cuanto al tratamiento químico, hay que insistir en la necesidad de no crear enfermedades iatrogénicas, esto es, las producidas por los medicamentos

¿Es peligroso?

La ERGE no pone en peligro la vida de forma inmediata, ni es peligrosa en sí misma. Sin embargo a largo plazo puede provocar problemas de salud más graves:

Esofagitis:

La esofagitis es la irritación e inflamación que causa el ácido estomacal en el revestimiento del esófago. La esofagitis puede causar úlceras en el esófago, acidez estomacal, dolor en el pecho, sangrado y dificultad para tragar.

Esófago de Barrett:

El esófago de Barrett es una condición que se desarrolla en algunas personas (alrededor del 10%) que tienen ERGE a largo plazo. El daño que el reflujo ácido puede causar a lo largo de los años puede cambiar las células del revestimiento del esófago. El esófago de Barrett es un factor de riesgo para el cáncer de esófago.

Cáncer de esófago:

El cáncer que comienza en el esófago se divide en dos tipos principales:

El adenocarcinoma que generalmente se desarrolla en la parte inferior del esófago. Este tipo puede desarrollarse a partir del esófago de Barrett. El carcinoma de células escamosas comienza en las células que recubren el esófago. Este cáncer suele afectar a la parte superior y media del esófago.

Estenosis:

A veces, el revestimiento dañado del esófago se cicatriza, lo que provoca un estrechamiento del esófago. Estas estenosis pueden interferir con la comida y la bebida al impedir que los alimentos y líquidos lleguen al estómago.

CAPITULO 7

DIAGNÓSTICO Y PRUEBAS

En la mayoría de los casos, para diagnosticar el reflujo gastroesofágico (RGE) y la enfermedad por reflujo gastroesofágico (ERGE), los médicos revisan los síntomas y la historia clínica del paciente. Si los síntomas sugieren que el paciente tiene la enfermedad por reflujo gastroesofágico, el médico recomendará tomar algunos medicamentos y cambios en su estilo de vida, en lugar de hacerle pruebas.

El médico podría recomendar pruebas si:

1. Los síntomas sugieren que el paciente podría tener una complicación de la enfermedad por reflujo gastroesofágico.

2. Los síntomas sugieren que podría tener otro problema de salud que cause síntomas similares a los de la enfermedad por reflujo gastroesofágico

3. Los síntomas no mejoran después del tratamiento con medicamentos y cambios en el estilo de vida.

El médico podría referir al paciente a un gastroenterólogo para diagnosticar y tratar la enfermedad por reflujo gastroesofágico.

Las pruebas para ERGE incluyen:

Endoscopía

El médico puede diagnosticar la enfermedad por reflujo gastroesofágico a partir de una exploración física y de los signos y los síntomas que se tienen.

Para confirmar el diagnóstico de la enfermedad por reflujo gastroesofágico o para ver si hay complicaciones, el médico podría pedir que se hagan alguna de las siguientes pruebas:

Endoscopia superior.

Se introduce un tubo delgado y flexible con una luz y una cámara (endoscopio) por la garganta para ver el interior del esófago y del estómago.

Los resultados de las pruebas suelen ser normales cuando hay reflujo, pero la endoscopia puede detectar si hay una inflamación en el esófago (esofagitis) o si hay otras complicaciones. También se puede realizar una endoscopia para tomar una muestra de tejido (biopsia) que luego se analizará para ver si hay complicaciones, como el síndrome de Barrett.

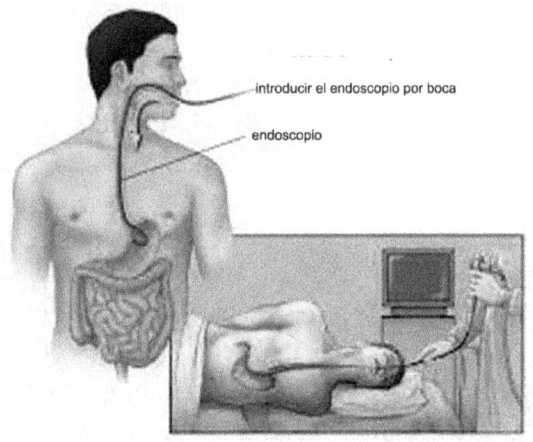

introducir el endoscopio por boca

endoscopio

La técnica empleada con este tubo flexible dotado de una cámara, permite ver el revestimiento de la parte superior del aparato digestivo, que incluye el esófago, el estómago y el duodeno.

También se ve el colédoco o conducto biliar. Durante una endoscopia de la parte superior del aparato digestivo, puede que el médico obtenga biopsias pasando un instrumento a través del endoscopio para tomar pequeñas muestras de tejido del revestimiento del esófago. Un patólogo examinará el tejido con un microscopio.

Los médicos pueden ordenar una endoscopia de la parte superior del aparato digestivo para detectar complicaciones de la enfermedad por reflujo gastroesofágico u otros problemas que podrían estar causando los síntomas.

Problemas sobre esta prueba:

Sangrado. El riesgo de complicaciones de sangrado después de una endoscopia aumenta si el procedimiento implica extraer tejido para análisis (biopsia) o tratar un problema del aparato digestivo, como puede serr una litiasis biliar. En algunos casos, el sangrado puede requerir una transfusión de sangre y la aplicación de adrenalina.

• **Infección.** La mayoría de las endoscopias consiste en un examen y una biopsia, y el riesgo de infección aumenta cuando se realizan procedimientos adicionales como parte de la endoscopia. Por ejemplo, extraer un cálculo biliar o colocar un stent, un pequeño tubo cilíndrico que ensancha el conducto biliar. En este caso insertarán un alambre delgado por el endoscopio y lo harán llegar hasta el conducto biliar. El médico deslizará el stent sobre el alambre hasta el área de la obstrucción. Sacarán el alambre y el endoscopio tan pronto como el stent se encuentre en su lugar.

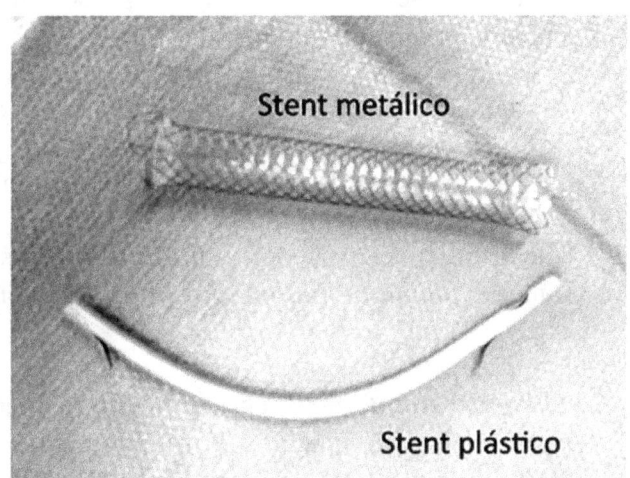

La mayoría de las infecciones son menores y pueden tratarse con antibióticos de forma preventiva y posterior si se ha declarado la infección.

• **Desgarro del tracto gastrointestinal.** Un desgarro en el esófago u otra parte del tubo digestivo superior puede requerir hospitalización y, en ocasiones, una cirugía para repararlo. También se pueden desgarrar el páncreas y el duodeno por mala praxis. Aunque no es habitual, a quien escribe este libro así le ocurrió y la muerte rondó en su cuerpo.

• **Una reacción a la sedación o la anestesia.** Por lo general, la endoscopia superior se hace con sedación o anestesia. El tipo de anestesia o sedación depende de cada persona y del motivo del procedimiento. Existe el riesgo de que se produzca una reacción a la sedación o la anestesia.

Prueba ambulatoria con sonda para medir la presencia de ácido (pH). Se coloca un dispositivo en el esófago para identificar cuándo y durante cuánto tiempo el ácido estomacal regurgita allí.

El dispositivo se conecta a una pequeña computadora que se coloca alrededor de la cintura o que se sujeta con una correa sobre el hombro. El dispositivo puede ser una sonda delgada y flexible (catéter) que se introduce por la nariz y va hasta el esófago, o una pinza que se coloca en el esófago durante la endoscopia y que el organismo elimina con las heces después de unos dos días.

Manometría esofágica. Esta prueba mide las contracciones musculares rítmicas del esófago al tragar. La manometría esofágica también mide la coordinación y la fuerza que ejercen los músculos del esófago.

Radiografía del aparato digestivo superior. Para estos rayos X, el paciente debe beber un líquido blanquecino que recubre la mucosa interna del tubo digestivo. El líquido le permite al médico ver la silueta del esófago, del estómago y del intestino delgado. También podrían pedir que tome una pastilla de bario. Esto permite determinar si se produjo un estrechamiento del esófago, lo cual puede interferir en la deglución.

Endoscopia y biopsia. Se introduce un endoscopio (un tubo largo con una luz adjunta) a través de la boca y la garganta para observar el revestimiento del tracto GI superior (esófago, estómago y duodeno).

También extrae una pequeña porción de tejido (biopsia) para examinar la ERGE u otros problemas.

Serie GI superior. Las radiografías del tracto GI superior muestran cualquier problema relacionado con la enfermedad. Hay que beber bario, un líquido que se mueve a través del tracto mientras el técnico de rayos X toma imágenes.

Monitoreo de impedancia y PH esofágico inalámbrico Bravo:

Monitoreo del pH esofágico

El monitoreo del pH esofágico es la forma más precisa de detectar el ácido gástrico en el esófago. Dos tipos de monitoreo del pH esofágico son:

1- Monitoreo con catéter, en el que se pasa un extremo de un catéter (un tubo delgado y flexible) a través de la nariz hasta el esófago para medir el reflujo gástrico y no gástrico

2- Monitoreo con cápsula, en el que se usa un endoscopio para colocar una pequeña cápsula inalámbrica en el revestimiento del esófago para medir el reflujo gástrico

Durante el monitoreo del pH esofágico, al paciente le pondrán un monitor que recibe información del catéter o la cápsula y rastrea información sobre su dieta, sueño y síntomas. El médico usará esta información para determinar si estos tres factores (dieta, sueño y síntomas) están relacionados con el reflujo gástrico en el esófago. Los médicos podrían ordenar esta prueba para confirmar el diagnóstico de enfermedad por reflujo gastroesofágico o para averiguar si los tratamientos están funcionando.

Estas pruebas miden los niveles de pH en el esófago. Se inserta un tubo delgado a través de la nariz o boca hasta el estómago. Luego lo envían a casa con un monitor que mide y registra el pH a medida que se come y duerme normalmente.

Se usará el monitor de impedancia y pH esofágico durante 24 horas mientras que el sistema Bravo se usa durante 48 horas.

Manometría esofágica. Una manometría prueba la funcionalidad del esfínter esofágico inferior y los músculos esofágicos para mover los alimentos normalmente desde el esófago hasta el estómago.

Se inserta un pequeño tubo flexible con sensores en la nariz. Estos sensores miden la fuerza del esfínter, músculos y espasmos mientras se traga.

¿Cuándo es necesario hospitalizar a un niño/bebé por ERGE?

La ERGE generalmente se trata de forma ambulatoria. Sin embargo, el niño deberá ser hospitalizado si:

- Tiene poco aumento de peso o experimenta un retraso en el crecimiento.

- Tiene cianosis (una coloración azulada o violácea de la piel debido a una oxigenación deficiente de la sangre) o episodios de asfixia.

- Experimenta irritabilidad excesiva.

48

- Experimenta vómitos y deshidratación excesivos.

Pruebas para diagnosticar el reflujo silencioso

Endoscopia superior:

Utilizando un tubo flexible para ver la garganta y las cuerdas vocales.

Prueba de pH esofágico (ácido): midiendo centímetros.

Ayudas:

Evitar usar ropa ajustada alrededor de la cintura.

Intentar masticar chicle para aumentar la saliva y neutralizar el ácido.

CAPÍTULO 8

TRATAMIENTO

Medicamentos que se emplean

Entre ellos encontramos al PPI, también conocido como inhibidor de la bomba de protones, y los bloqueadores H2 para reducir el ácido gástrico.

Los **agentes procinéticos** como la metoclopramida, domperidona, cisapride y más recientemente el mosapride, pueden aumentar el movimiento hacia adelante del tracto GI y aumentar la presión del esfínter esofágico inferior. Sin embargo, estos medicamentos no se usan comúnmente debido a sus efectos adversos sobre el ritmo cardíaco y las deposiciones, habiendo sido revisados desde el 2011 tras la alerta de la Agencia Europea de Medicamentos,

El Sucralfato se emplea para proteger el revestimiento del esófago, las fosas nasales y la garganta.

Es un complejo que contiene una sal de aluminio y actúa formando un tapiz protector sobre las úlceras del estómago permitiendo su curación, ya que las protege de la acción corrosiva del jugo gástrico. Al parecer, sus resultados también guardan relación con su capacidad para estimular la producción de prostaglandinas E_2 y el moco gástrico. Hay que usarlos con precaución en casos de disfagia, enfermedad gastrointestinal obstructiva, insuficiencia renal crónica. Disminuye la absorción de tetraciclinas, quinolonas, cimetidina, ranitidina, teofilina, vitaminas liposolubles (A, D, E, K) y quinolonas. En pacientes con insuficiencia renal, la administración simultánea de medicamentos que contienen aluminio (antiácidos, antidiarreicos, ácido acetilsalicílico soluble) aumenta el riesgo de toxicidad por este elemento.

En general, los antiácidos para ayudar a neutralizar el ácido brindan un alivio rápido al neutralizar los ácidos estomacales, pero no solucionan la enfermedad.

Los **bloqueadores de los receptores H-2** disminuyen la producción de ácido.

Los más empleados son la Famotidina, la Cimetidina, la Nizatidina en cápsulas y la ranitidina, esta última eliminada del mercado en los Estados Unidos debido a problemas de seguridad.

Los **inhibidores de la bomba de protones** (bloqueadores de ácido más fuertes que también ayudan a sanar el tejido del esófago dañado), actúan impidiendo la acción de una enzima del estómago y reduce la cantidad de ácido que se elabora en el estómago. El Omeprazol es un ejemplo. Sin embargo, el uso continuado puede afectar potencialmente a la composición y función de la microbiota gastrointestinal provocando una disminución de la defensa contra patógenos, aumentando el riesgo de disbiosis intestinal, el sobrecrecimiento bacteriano en intestino delgado y las infecciones del tracto respiratorio superior e inferior. También se ha observado que interfieren con la absorción de calcio, magnesio y vitaminas del grupo B, especialmente B12, conduciendo a un mayor déficit y riesgo de anemias y fracturas óseas.

Por otra parte, pueden interferir en la digestión de proteínas aumentando el riesgo de sensibilización a alérgenos alimentarios, el desarrollo de enfermedades alérgicas o la esofagitis eosinofílica.

Por último, se ha inferido su asociación con cáncer de estómago, hígado y páncreas a raíz de datos de adultos, si bien son conclusiones aún por confirmar.

El **baclofeno** es un medicamento recetado que se usa para reducir la relajación del esfínter esofágico inferior, impidiendo el reflujo ácido. Actúa sobre los nervios de la médula espinal y reduce el número y la gravedad de los espasmos musculares causados por la esclerosis múltiple o las enfermedades de la médula espinal. También alivia el dolor y mejora el movimiento muscular.

Medicamentos de venta libre

Algunas de las opciones son:

Antiácidos que neutralizan el ácido estomacal y pueden brindar un alivio rápido.

Sin embargo, los antiácidos solos no curan un esófago inflamado y lesionado por el ácido del estómago. El consumo excesivo de algunos antiácidos puede provocar efectos secundarios, como diarrea o a veces problemas renales.

Medicamentos para disminuir la producción de ácido.

Estos medicamentos, conocidos como bloqueadores de receptores H2, incluyen cimetidina, famotidina, y nizatidina. Los bloqueadores de los receptores H2 no actúan tan rápido como los antiácidos, pero ofrecen un alivio más prolongado y pueden disminuir la producción de ácido en el estómago durante un máximo de doce horas. Los versiones más potentes se venden bajo receta médica.

Medicamentos que bloquean la producción de ácido y curan el esófago.

Estos medicamentos, conocidos como inhibidores de la bomba de protones, son bloqueadores de ácido más fuertes que los bloqueadores de receptores H2 y le dan tiempo al tejido dañado del esófago para que se cure. Los inhibidores de la bomba de protones de venta libre incluyen el lansoprazol y el omeprazol. Bloquean la absorción de la vitamina B12.

Medicamentos con receta

Entre los tratamientos con concentración para venta bajo receta médica para tratar la enfermedad por reflujo gastroesofágico, se incluyen los siguientes:

Bloqueadores de los receptores H-2 en concentraciones de venta bajo receta médica.

Entre ellos, se encuentran la famotidina y la nizatidina de concentraciones de venta bajo receta médica. Estos medicamentos suelen ser bien tolerados, pero su uso a largo plazo puede estar asociado con un ligero aumento del riesgo de deficiencia de vitamina B-12 y de fracturas.

Inhibidores de la bomba de protones en concentraciones de venta bajo receta médica.

Comprenden el esomeprazol, el lansoprazol, el omeprazol, el pantoprazol, el rabeprazol y el dexlansoprazol.

Si bien generalmente se toleran bien, estos medicamentos pueden provocar diarrea, dolor de cabeza, náuseas y deficiencia de vitamina B-12. El uso crónico podría aumentar el riesgo de que se produzcan fracturas de cadera.

Medicamentos para fortalecer el esfínter esofágico inferior.

El baclofeno puede aliviar la enfermedad por reflujo gastroesofágico debido a que disminuye la frecuencia de las relajaciones del esfínter esofágico inferior. Los efectos secundarios pueden incluir cansancio o náuseas.

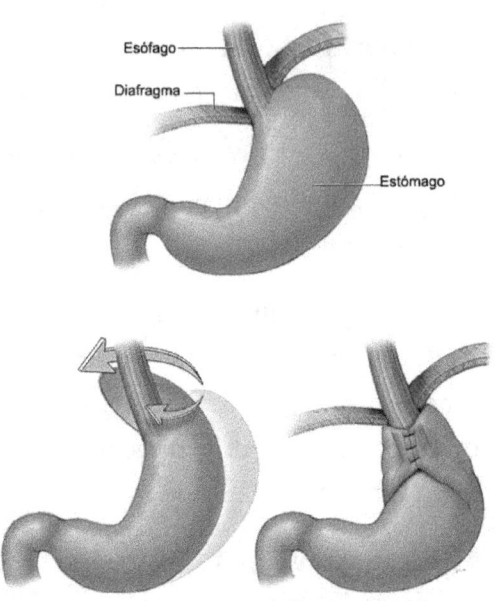

Cirugía para tratar la enfermedad por reflujo gastroesofágico

Es probable que el médico recomiende que primero se intente con modificaciones en el estilo de vida y medicamentos de venta libre. Si no se siente alivio en pocas semanas puede recomendar medicamentos o cirugía.

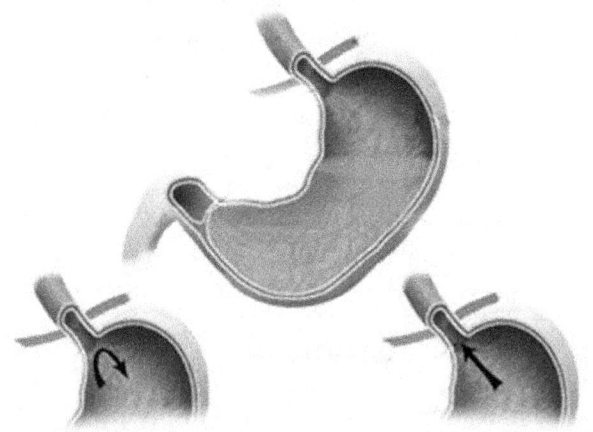

Sustitución del esfínter esofágico

Cirugía y otros procedimientos

La enfermedad por reflujo gastroesofágico generalmente puede ser controlada con medicamentos. Pero si los medicamentos no ayudan o si desea evitar el uso de medicamentos a largo plazo, el médico podría recomendar cirugía:

La ERGE generalmente se controla con medicamentos y cambios en el estilo de vida (como hábitos alimenticios). Si estos no funcionan, o si no puede tomar medicamentos durante un período prolongado, la cirugía puede ser una solución.

La cirugía antirreflujo laparoscópica (o fundoplicatura de Nissen) es el tratamiento quirúrgico estándar. Es un procedimiento mínimamente invasivo que soluciona el reflujo ácido mediante la creación de un nuevo mecanismo de válvula en la parte inferior del esófago. El cirujano envuelve la parte superior del estómago (el fondo) alrededor de la parte inferior del esófago.

Esto refuerza el esfínter esofágico inferior para que la comida no regrese al esófago.

La implantación del dispositivo LINX es otra cirugía mínimamente invasiva. Un dispositivo LINX es un anillo de imanes diminutos que son lo suficientemente fuertes como para mantener la unión entre el estómago y el esófago cerrada al reflujo de ácido, pero lo suficientemente débiles como para permitir el paso de los alimentos.

La fundoplicatura transoral sin incisión se realiza a través de la boca con un endoscopio y no requiere una incisión quirúrgica. Sus ventajas incluyen un rápido tiempo de recuperación y una alta tolerancia.

Si tiene una hernia de hiato de gran tamaño, la fundoplicatura transoral sin incisión por sí sola no es una opción. Sin embargo, puede ser posible si la fundoplicatura transoral sin incisión se combina con la reparación laparoscópica de la hernia de hiato.

CAPÍTULO 9

PREVENCIÓN

El reflujo gástrico puede sufrirse a cualquier edad y es conveniente corregirlo. No solo por la incomodidad de sus síntomas, más bien porque, con el paso de los años, la acidez estomacal, que sólo la soporta este órgano, puede afectar a las paredes del esófago y llegar a provocar esófago de Barrett. Se trata de una enfermedad premaligna que, en un pequeño porcentaje, puede degenerar en cáncer de esófago.

Alimentos que se deben evitar para prevenir la acidez de estómago

1- Café, alcohol y chocolate

Estos tres alimentos son irritantes de la mucosa del estómago, por lo que favorecerán el reflujo gastroesofágico.

2- Bebidas con gas

Las bebidas con gas aumentan el volumen dentro del estómago y favorecen que su contenido suba hacia el esófago.

3- Condimentos

Algunos condimentos, como el picante o la menta, favorecen la acidez de estómago.

4- Fritos

Los alimentos fritos son indigestos y esto no favorece el control del reflujo gástrico.

Cambios importantes

Es importante realizar estos cambios para mejorar los síntomas del reflujo gastroesofágico y la acidez estomacal. Tomar estas medidas, a corto plazo, mejorará la calidad de vida de quien los padece. A largo plazo, puede evitar males mayores como el cáncer.

1- Reducir las raciones

Las comidas copiosas favorecen la apertura del cardias, por lo que, comer menos y más veces al día, reduce la acidez de estómago.

2- Comer despacio

El estómago tarda 20 minutos en avisarnos que está lleno. Si comemos más rápido, podemos acabar comiendo mayor cantidad de la necesaria y masticar menos, lo que representa un mayor trabajo para el estómago.

2- Cocinar suave

No cocinar alimentos muy pesados y controlar la cantidad de aceite que se usa, favorece una digestión más ligera. Buenos ejemplos son: al horno, hervido, al vapor, a la plancha, etc.

3- Dormir elevando el tórax

Dormir con la cabeza algo incorporada y al menos dos o tres horas después de haber cenado. De esta forma, nos aseguramos que la digestión está hecha y no haya riesgo de reflujo gastroesofágico.

4- Evitar la presión en el estómago

Debemos evitar la presión en la región abdominal; bien sea por exceso de peso, por ropa apretada o cinturón a la altura de la cintura. Si físicamente hay presión sobre el estómago, es más fácil que el cardias se abra y deje pasar contenido al esófago.

5- Tomar infusiones

Las infusiones como la hierba luisa, manzanilla amarga o el romero, ayudan a calmar el ardor y la acidez estomacal.

Estilo de vida y remedios caseros

Modificar el estilo de vida puede ayudar a reducir la frecuencia del reflujo ácido. Hay que intentar lo siguiente:

Mantener un peso saludable. El exceso de peso hace presión en el abdomen, empuja el estómago hacia arriba y provoca que el ácido suba al esófago.

Dejar de fumar. El tabaquismo disminuye la capacidad del esfínter esofágico inferior para funcionar correctamente.

Reducir la grasa disminuyendo la cantidad de mantequilla, aceites, aderezos para ensaladas, salsas, carnes grasas y productos lácteos enteros como la crema agria, el queso y la leche entera.

Sentarse erguido mientras se come y mantenerse erguido (sentado o de pie) durante 45 a 60 minutos después.

¿Qué alimentos hay que evitar?

Comida picante.

Comida frita.

Alimentos grasos (incluidos los lácteos).

Chocolate.

Salsas de tomate

Ajo y cebolla.

Alcohol, café y bebidas carbonatadas.

Frutas cítricas.

CAPÍTULO 10

REMEDIOS CASEROS Y NATURALES PARA EL REFLUJO GASTROESOFÁGICO

Los remedios caseros para el reflujo gastroesofágico son una forma muy simple, práctica y completamente natural de aliviar las molestias durante las crisis.

Procinéticos naturales

Los **procinéticos naturales** son aquellos que, a diferencia de los que están preparados a base de fármacos, están compuestos esencialmente **por plantas**. Estos estimulan el Complejo Migratorio Motor (CMM), el patrón de actividad motora en el estómago e intestino durante el ayuno que dura 1.5-2 horas.

El CMM consiste en una serie de movimientos regulares que realiza el sistema digestivo para hacer que la digestión fluya correctamente. En el momento en que existe algún bloqueo, o queda algún residuo atorado en nuestro sistema digestivo, es cuando tienen lugar los problemas de digestión.

Los **procinéticos naturales**, así como los realizados a base de fármacos, entran en juego cuando los alimentos no logran avanzar por el aparato digestivo. Los procinéticos son capaces de ayudar en el proceso de digestión para limpiar los residuos que hayan podido quedar en el esófago, estómago e intestino delgado. Pero, a diferencia de los laxantes, los **procinéticos no llegan al intestino grueso**.

Diferencias y efectos entre laxantes y procinéticos

Aunque a simple vista un procinético puede parecer similar a un laxante, cada uno de ellos cumple con una función, además tienen objetivos diferentes.

- **Función:**

Como hemos citado, los procinéticos coordinan los movimientos de los diferentes puntos del aparato digestivo –a excepción del intestino grueso-. Mientras que los laxantes trabajan con el objetivo de ayudar a evacuar las heces.

Explicado de manera sencilla, los laxantes actúan en la última parte de la digestión. Es decir, tienen impacto en el intestino grueso y ayudan a ir al baño.

- **Efectos:**

En cuanto a los efectos que ambos provocan en el organismo, los procinéticos pueden tener un efecto similar al de los laxantes si se consumen en dosis altas, mientras que los laxantes no pueden tener el mismo efecto que los procinéticos.

Tipos de procinéticos

Existe una amplia variedad de procinéticos en el mercado y cada uno de ellos cumple con unas condiciones específicas. Todos se utilizan para tratar trastornos como la enfermedad de reflujo gastroesofágico, la dispepsia o la gastroparesia diabética.

Los dos tipos procinéticos que se encontrarán en el mercado son:

- **Los procinéticos a base de fármacos.**

- Los **procinéticos naturales o a base de plantas**:

Estos contienen una mezcla de diferentes plantas con actividad procinética, que ayudan a avanzar a los alimentos. Existen algunos con efecto antiinflamatorio formulados a base de jengibre.

Para quitar el reflujo gástrico rápido se debe tomar té de jengibre, bicarbonato de sodio, jugo de sábila, té de manzanilla, té de anís verde o jugo de patata cruda.

Estos remedios caseros alivian los síntomas del reflujo gastroesofágico, ya que tienen propiedades antiinflamatorias, digestivas y antiácidas.

Veamos algunos de los más empleados:

1. Agua con limón

El jugo del limón a pesar de que tiene un pH ácido, cuando es metabolizado por el organismo su pH cambia haciéndose más alcalino, lo que podría ayudar a neutralizar los ácidos estomacales y disminuir las molestias causadas por el reflujo.

Además, es excelente para favorecer la pérdida de peso, que también es uno de los factores que causan reflujo, y protege al organismo del daño que ocasionan los radicales libres a las células, gracias a su contenido de vitamina C. Para esto, se debe beber 1/2 vaso de agua con una cucharada de jugo de limón en ayunas y antes de las comidas. No obstante, no todo el mundo tolera el jugo de limón.

2. Té de jengibre

Además de todas sus propiedades, el jengibre también es muy eficaz para mejorar la digestión porque estimula la producción de enzimas por parte del sistema digestivo, disminuyendo así el tiempo que el alimento pasa en el estómago, evitando así el reflujo gastroesofágico.

Tiene propiedades relajantes, antiinflamatorias, antioxidantes, vasodilatadoras y anticoagulantes, las cuales mejoran la elasticidad y la relajación de las arterias, lo que facilita la circulación y ayuda a equilibrar la presión alta.

Debido a su contenido en compuestos fenólicos, el jengibre es una buena opción para aliviar la irritación gástrica, disminuyendo las posibilidades de que el ácido suba por el esófago. Para disfrutar de todos sus beneficios se pueden agregar de 4 a 5 rodajas o 2 cucharadas de jengibre rallado en 1 litro de agua fría, debiendo tomarse a lo largo del día.

3. Bicarbonato de sodio

El bicarbonato de sodio es una sal alcalina natural que puede utilizarse para disminuir la acidez del estómago en los episodios de crisis. De hecho, el bicarbonato se utiliza en algunos medicamentos antiácidos que se pueden comprar en la farmacia, siendo también una buena opción casera.

Para usar el bicarbonato, hay que mezclar 1 cucharada de café con bicarbonato en polvo en 250 ml de agua y beber al menos la mitad para obtener el efecto deseado.

4. Té de manzanilla amarga

La manzanilla amarga es una planta natural que posee propiedades calmantes que ayudan a tratar los problemas estomacales, al controlar la mala digestión y tratar las úlceras estomacales.

Para disfrutar de sus propiedades se puede preparar un té de manzanilla 2 a 3 veces por día, e inclusive se puede preparar una infusión con otras plantas con propiedades antiinflamatorias y calmantes como las semillas de anís verde, el malvavisco o la milenrama, por ejemplo.

5. Jugo de sábila

La sábila ayuda a tratar el dolor y el ardor provocado por el reflujo, siendo útil también para el tratamiento de la gastritis.

Para preparar este jugo en casa, se deben lavar y secar las hojas de la sábila. A continuación, hay que cortar la base de la hoja y dejarla en posición vertical para permitir que salga un líquido amarillo, el cual contiene aloína, un compuesto que en elevadas cantidades puede resultar tóxico. Luego hay que cortar los lados de la hoja a lo largo. Posteriormente, se debe levantar la hoja y retirar el gel transparente con mucho cuidado, para evitar no contaminarlo con el líquido amarillo que aún pueda contener la planta. Para retirar el gel de la hoja, se puede utilizar un objeto contundente o una cuchara, descartando las partes verdes o amarillas que estén presentes en el gel.

A continuación, licuar 1/2 manzana picada con el gel de la sábila y el agua en una licuadora, en una proporción de 100 g de gel por 1 litro de agua, y beber.

6. Chicle

Al mascar chicle se produce más saliva, lo que puede ayudar a neutralizar el exceso de ácido.

7. Cúrcuma

El componente activo de la cúrcuma es la curcumina. Ha habido algunos experimentos que, en sus fases tempranas, han mostrado algunos resultados prometedores en el tratamiento del cáncer.

Existen estudios que aseguran que la curcumina puede eliminar algunas células cancerosas y evitar que otras se reproduzcan. En un artículo estadounidense publicado en 2008 se afirma que "25 pacientes recibieron un tratamiento con curcumina y 21 de ellos presentaban tumores que podían medirse. En 2 pacientes los tumores redujeron su tamaño o permanecieron estables".

En algunos pacientes aumentaron los niveles de agentes químicos del sistema inmune que son capaces de destruir las células cancerosas. Sin embargo, los investigadores observaron que los niveles de curcumina en sangre eran muy bajos porque el intestino no la absorbe bien.

Por ello, los científicos han desarrollado formatos de curcumina inyectable e hidroalcohólica que pueden mejorar estos resultados.

8. Raíz de Jengibre

La raíz de jengibre como método para preparar el estómago antes de comer goza de gran prestigio.

Se elabora sumergiendo trozos cortados de raíz de jengibre en agua hirviendo durante media hora, y sus partidarios afirman que beber una taza media hora antes de comer actúa como una especie de agente protector ante la producción de ácido.

9. Aloe vera

Al aloe vera se le atribuyen muchas virtudes. Se utiliza principalmente como bálsamo para aliviar rasguños o abrasiones.

Este hecho puede explicar su popularidad entre los que sufren reflujo ácido o esofagitis.

La asociación Cancer Research UK ha llevado a cabo estudios sobre las propiedades curativas del aloe vera y sobre las bondades que se le asocian. Muchos pacientes afirman que a ellos sí les ha funcionado.

Algunas investigaciones, todavía en fase inicial, parecen indicar que ayuda a la curación de heridas, y otros ensayos con derivados del aloe vera probados en animales de laboratorio indican que algunos de los elementos químicos presentes en él pueden tener un efecto beneficioso sobre el sistema inmune y ayudar a reducir el tamaño de algunos tumores.

Algunos usuarios de aloe vera pueden experimentar efectos secundarios como diarreas, náusea y dolor de estómago. El aloe vera no debe de contener alcaloides y debe consumirse en periodos cortos y dosis pequeñas.

10. Olmo rojo

El compuesto activo del olmo rojo es un polisacárido llamado mucílago que se convierte en una pasta viscosa cuando se humedece.

Como en el caso del aloe vera, el olmo rojo es un bálsamo calmante y puede contribuir a la motilidad gastrointestinal mediante la estimulación de la secreción de mucosa en el tracto digestivo.

No se recomienda su consumo para aquellas personas con problemas de riñón o hígado, puesto que las plantas contienen unos agentes químicos llamados oxalatos que pueden dañar a estos órganos.

11. Regaliz desglicirrizado

El regaliz es un demulcente que forma una capa calmante sobre las inflamaciones y que puede incrementar la producción de mucosa y ofrecer así alivio para los síntomas.

No obstante, si bien el regaliz contiene sustancias fitoquímicas beneficiosas, también contiene ácido glicirricínico, que se asocia con algunos efectos secundarios.

Para contrarrestarlos, existe una variedad de esta hierba medicinal, conocida como regaliz desglicirrizado o regaliz DGL. No tomar en casos de hipertensión.

12. Té verde

El té verde es una bebida hecha a partir de las hojas secas de la planta asiática Camellia sinensis. Este té se bebe por toda Asia y sabemos que la incidencia de muchos tipos de cáncer es mucho menor en Asia que en otras partes del mundo. Algunas personas creen que se debe al elevado consumo de té verde.

La sustancia más beneficiosa en esta esta bebida, en opinión de los investigadores, se denomina "epigalocatequina 3-galato" (EGCG). Este compuesto se encuentra a la venta como extracto de té verde, y algunas personas lo toman como suplemento líquido o en cápsulas.

Se realizó un total de 51 estudios, con más de 1,6 millones de participantes, en una revisión sistemática.

Los estudios buscaban una asociación entre el consumo de té verde y el cáncer del aparato digestivo. Las evidencias sobre la capacidad del té verde para reducir el riesgo de desarrollar cáncer fueron alentadoras pero no concluyentes, aunque su consumo habitual, regular y en cantidades moderadas sí parece seguro.

13. Vinagre de manzana

Los defensores del vinagre de manzana sugieren añadir dos o tres cucharaditas a un vaso pequeño de agua y beberlo antes de cada comida, y ofrecen dos teorías alternativas sobre por qué puede ser eficaz.

Una, al ingerir un ácido antes de la comida, se engaña al estómago para que espere la llegada de más ácido y así no necesite producir tanto por su cuenta.

Dos, los músculos el esfínter esofágico inferior se activan y se contraen ante el ácido; beber vinagre de manzana antes de las comidas "despierta" los músculos del esfínter.

14. Agua con limón

Para neutralizar los ácidos estomacales hay que añadir alcalinidad al estómago. Mezclando un chorrito de limón (aproximadamente una o dos cucharaditas) en un vaso de agua templada se eleva la alcalinidad al generarse carbonatos.

15. Mostaza

Hay quien sugiere que una cucharadita de mostaza puede ayudar a neutralizar el reflujo si se toma en cuanto se empieza a sentir acidez.

Afirman que es una sustancia alcalina y que, por lo tanto, neutraliza el ácido del estómago.

16. Miel de manuka

Existen varias propiedades medicinales atribuidas a la miel, entre las que destacan su efecto antibacteriano y antiinflamatorio.

La miel esterilizada para uso médico puede emplearse en el vendaje de heridas. También se utiliza en ocasiones como medicación para la tos o para la irritación de garganta.

Junto con las propiedades mencionadas anteriormente, su textura y su capacidad para inducir la producción de mucosa tienen un efecto calmante.

17. Kombucha

El té kombucha se elabora con un tipo de levadura llamada kombucha, té negro y azúcar. A la bebida fermentada resultante (alcohólica y avinagrada) se le atribuyen muchos beneficios para la salud.

18. Hierbabuena

La hierbabuena se utiliza a menudo como ayuda para los problemas de digestión.

Las bebidas con hierbabuena pueden ayudar a reducir los gases y aliviar el dolor. Hay que añadir unas gotas de aceite esencial de hierbabuena a un vaso de agua caliente y beberlo despacio.

Se ha demostrado en ensayos clínicos que puede resultar beneficiosa ante problemas del tracto digestivo tales como el colon irritable.

También, su mecanismo de acción relaja los músculos del esfínter pilórico, lo que facilita el paso de la bilis para ayudar a la digestión y alivia la presión que se genera en la salida del estómago.

Al relajar también el esfínter esofágico inferior, contribuye a liberar los gases atrapados en el estómago, pero también agrava el reflujo gastroesofágico, por lo que las personas que sufran reflujo ácido deberían evitar su consumo.

19. Marihuana

Existen numerosos estudios acerca de las propiedades médicas de los cannabinoides (como la marihuana), y actualmente se están desarrollando muchos análisis en todo el mundo.

Se están hallando propiedades beneficiosas especialmente en el campo del alivio del dolor. Como en el caso de la hierbabuena, los beneficios de este compuesto se deben a su función como relajante muscular.

Se han realizado muchas afirmaciones acerca de los beneficios de esta droga para los pacientes con problemas gástricos.

Las investigaciones indican que el cannabis es eficaz para el tratamiento sintomático de afecciones gastrointestinales, en parte debido a que interactúa con los receptores cannabinoides endógenos del tracto digestivo, lo que puede calmar los espasmos y el dolor y mejorar la motilidad.

También se ha demostrado que el cannabis presenta propiedades antiinflamatorias, y las últimas investigaciones apuntan a una función neuromoduladora esencial para el control de las operaciones del sistema gastrointestinal en el que los cannabinoides sintéticos y naturales actúan como agentes muy potentes para el control de la motilidad gastrointestinal y la inflamación.

La preocupación que subyace en este caso, como en el de la hierbabuena, es que el efecto "calmante" y la "mejora en la motilidad" puedan exacerbar el reflujo.

Como efectos secundarios y aunque los cannabinoides que se producen de forma natural son seguros en términos generales, no están exentos de riesgos. Pueden aumentar la frecuencia cardiaca, lo que puede ocasionar problemas a los pacientes con afecciones cardiacas previas o no diagnosticadas. También pueden interactuar con otros medicamentos en el cuerpo como los antidepresivos o los antihistamínicos. Por último, pueden afectar a la manera en que el cuerpo procesa algunos de los compuestos administrados durante la quimioterapia, lo que podría ocasionar graves efectos secundarios.

En el caso del CBD se sabe que evita que el ácido del estómago pueda tener acceso hacia el esófago de tu cuerpo y a medida que el CBD produce una reacción con dicho sistema, hay una menor secreción de ácidos.

20. Bicarbonato

Este remedio centenario es la base de la mayoría de los antiácidos, que actúan de forma inmediata y neutralizan el ácido estomacal.

Cuando hablamos de bicarbonato nos referimos al bicarbonato sódico, el $NaHCO_3$, aunque diferentes antiácidos comerciales pueden emplear otros compuestos similares como el carbonato cálcico o el carbonato de magnesio, pero su efecto es similar.

Desde un punto de vista químico, el bicarbonato sódico y el ácido clorhídrico producen cloruro sódico (sal), agua y dióxido de carbono.

21. Almendras

Se ha sugerido que comer tres o cuatro almendras tras la comida puede ayudar a evitar el reflujo y controlar la diabetes.

22. Manzanas

Las manzanas, por su contenido en pectina puede reducir el ácido estomacal. Las manzanas verdes son diuréticas y combaten el estreñimiento y la diabetes. Las rojas contienen quercetina, un buen flavonoide que posee propiedades calmantes y para la circulación de retorno.

La manzana ácida de sidra ayuda a eliminar el ácido úrico y controlan el ázucar en sangre.

23. Ciruela china

La ciruela ayuda a corregir el estreñimiento.

24. Frutas del bosque

Se han evaluado algunas frutas del bosque como las moras, frambuesas negras y fresas para inhibir el cáncer inducido por carcinógenos en el esófago y colon de roedores.

Se han comprobado que al menos las frambuesas negras presentan efectos quimioprotectores en el esófago, el colon y la cavidad bucal.

Otros alimentos de especial interés

ZUMO DE COL

Es el mejor remedio contra la úlcera gastroduodenal y el reflujo, sea guisada o en forma de zumo. También ayuda a curar las enfermedades reumáticas y las hepatopatías.

Es difícil de digerir y por ello es posible que se pierdan sus propiedades nutritivas en la cocción, por lo que se recomienda no tirar el caldo. También son adecuadas en las enfermedades crónicas de las vías respiratorias, la afonía y para desinfectar el aparato intestinal, incluso de parásitos.

Las hojas se pueden emplear directamente como una cataplasma para aliviar dolores reumáticos, lumbalgias, ciáticas y neuralgias. También se pueden emplear estas cataplasmas en las bronquitis, la congestión hepática, las cistitis, las dismenorreas y la prostatitis, así como para madurar forúnculos y curar úlceras varicosas.

Antiguamente se empleaba el jugo para aliviar los ojos ulcerados, evitar el malestar por un exceso de comida, y para corregir el efecto del alcohol.

Por su contenido en ácido láctico desinfecta el colon, aunque en este caso es mejor emplear la col fermentada.

También mejora los dolores de cabeza, previene del cáncer y externamente se puede aplicar en psoriasis, úlceras, chichones, forúnculos, heridas y eczemas.

Otros usos:

El jugo crudo se toma para el asma, la cistitis, bronquitis, neuralgias, contra la tos y en gargarismos para irritaciones de garganta.

ZUMO DE PATATA CRUDA

El zumo de la patata cruda es un excelente remedio para curar las úlceras gastroduodenales.

Está también recomendada en las enfermedades hepáticas, para curar la acidez de estómago, en la artritis, la gota y para mejorar la función renal.

Se le han reconocido propiedades para mejorar las enfermedades circulatorias y las acumulaciones de líquidos en órganos y tejidos.

ZUMO DE APIO

Es aperitivo, facilita la digestión, corrige los gases intestinales, la acidez y es muy remineralizante.

Ayuda a la formación del esmalte dentario, es muy eficaz como diurético y para eliminar el exceso de ácido úrico.

Depurativo, regenerador sanguíneo, antirreumático y ligeramente laxante, ayuda a la neutralización de toxinas y venenos, ejerciendo al mismo tiempo un efecto estimulante sobre las glándulas suprarrenal y genitales, por lo que se le considera un eficaz afrodisíaco, especialmente en varones.

También mejora las enfermedades hepáticas, combate las infecciones, favorece el crecimiento de los niños y controla las fiebres intermitentes. Otros efectos no menos importantes son el tonificar el sistema nervioso agotado, actuar como antiestrés, ayudar a la eliminación de cálculos renales, mejorar la memoria y en uso externo comportarse como un cicatrizante.

No pierde sus propiedades curativas cuando se le cuece.

REGALIZ

Pectoral, balsámico, suavizante de la mucosa gástrica, antiácido y anorexígeno.

Es eficaz para tratar las afecciones broncopulmonares, gripe, catarros y tos, por su efecto suavizante de las mucosas.

Posee un marcado efecto antiácido y antiulceroso, así como antiespasmódico. Se emplea también como regulador del apetito excesivo, como diurético y para estimular la producción de hormonas suprarrenales. Se le considera un depurativo moderado en las enfermedades de la piel, en la colitis y se usa frecuentemente para quitar el mal aliento y desinfectar la boca. Es ligeramente laxante e hipertensor.

Las infusiones no son la manera más adecuada de utilizarlo ya que el calor anula parte de sus efectos y es mejor masticar las raíces secas.

Otros usos:

Puede emplearse como un estrógeno natural. Mejora el herpes, las hepatitis y las cirrosis.

No administrar en el embarazo, diabéticos, cardiópatas, ni en los hipertensos.

CAPÍTULO 11

CONSEJOS ÚTILES FRENTE A LA HIPERACIDEZ Y EL REFLUJO

Si está tratando de evitar el reflujo ácido o deshacerse de la acidez estomacal rápidamente, aquí hay ocho formas de aliviar, e incluso prevenir, sus síntomas:

1. Lleve un control de los alimentos y evite aquellos desencadenantes del reflujo.

Como se mencionó, ciertos alimentos y bebidas pueden provocar reflujo ácido y acidez de estómago. Estos alimentos provocan acidez de estómago al reducir la presión oclusiva del esfínter esofágico inferior, lo que facilita que el contenido ácido refluya hacia el esófago.

2. Evite acostarse inmediatamente después de comer.

Acostarse con el estómago lleno de comida puede provocar reflujo ácido y empeorar los síntomas de acidez estomacal.

Se recomiendan al menos 2 o 3 horas antes de acostarse para que el estómago tenga suficiente tiempo para vaciarse en dirección al intestino.

Además, los procesos de reparación corporal e incluso mentales se realizan de noche, pero si el organismo está empleando las calorías en el proceso digestivo no quedará energía para mejorar el cuerpo.

3. Resista la tentación de comer en exceso o comer rápido.

Esto es especialmente perjudicial en la cena pues, como dice el refrán: "De grandes cenas están las sepulturas llenas".

Esto suena cierto, especialmente si lo hace justo antes de acostarse, ya que tener una gran cantidad de comida en el estómago puede ejercer más presión sobre la válvula que mantiene el ácido del estómago fuera del esófago, el esfínter esofágico inferior, lo que aumenta la probabilidad de reflujo ácido y acidez estomacal.

4. Tome medidas para perder peso si tiene sobrepeso.

El exceso de peso ejerce una presión adicional sobre el estómago, lo que aumenta el riesgo de sufrir reflujo ácido y acidez estomacal. Una dieta de no más de 2.000 calorías y realizar 150 minutos de actividad física a la semana, son los dos primeros pasos para mantener un peso saludable y perder el exceso de peso.

5. Elevar la cabecera de la cama.

Elevar la cabeza y el pecho por encima de los pies mientras duerme puede ayudar a prevenir y aliviar el reflujo ácido y la acidez de estómago. En este caso, la gravedad actuará en su favor. Puede hacerlo levantando la cabecera de la cama con bloques debajo de las patas de la cama o usando una cuña de espuma colocada debajo del colchón. Pero recuerde, lo importante es levantar el tórax, no solamente la cabeza.

6. Ajustar la posición para dormir.

Se cree que dormir sobre el lado izquierdo podría ayudar a la digestión y limitar el reflujo ácido del estómago.

7. Usar ropa holgada.

Si es susceptible a sufrir acidez de estómago, los cinturones ajustados y la ropa que ejerce presión sobre el estómago pueden estar contribuyendo a los síntomas.

8. Dejar de fumar

Dejar de fumar siempre reduce la frecuencia y gravedad del reflujo ácido y, en algunos casos, incluso eliminarlo.

CAPÍTULO 12

CUANDO LA MEJORÍA NO LLEGA

Si la acidez de estómago es grave o frecuente y llega hasta la faringe y laringe, existe el riesgo de un cáncer pues estas dos zonas no están adecuadas a la gran acidez de los jugos gástricos.

Para la acidez de estómago leve y ocasional, los medicamentos de venta libre, como los antiácidos, pueden ayudar a aliviar los síntomas, pero tómelos solamente de forma eventual. Si ni siquiera mejoran con un inhibidor de la bomba de protones diario, es que la enfermedad es grave, quizá un estado precanceroso del esófago o incluso un cáncer. Además, este medicamento puede darle una falsa mejoría pues no actúa sobre la causa.

Otras señales de advertencia son:

Nueva aparición de acidez estomacal en personas mayores de 60 años.

Vómitos de sangre.

Tener heces negras o con sangre.

Dificultad o dolor al tragar.

Vomitos

Poco apetito.

Pérdida de peso inexplicable.

Cambios sencillos que pueden ayudar a calmar los molestos síntomas del reflujo gastroesofágico.

CONSEJOS NUTRICIONALES

El reflujo gastroesofágico y la dieta están estrechamente relacionados: algunos alimentos pueden aumentar los síntomas del reflujo, mientras que otros disminuirlos. Una dieta sana y equilibrada, vegetariana con un aumento de alimentos alcalinos, puede ayudar a aliviar los trastornos relacionados con esta enfermedad.

Evitar comidas copiosas

Evite tomar comidas copiosas ya que se asocian a una distensión del fondo gástrico y un aumento del reflujo gastroesofágico, en comparación con comidas más pequeñas y frecuentes.

Limitar los alimentos con un alto contenido graso.

Se considera que las dietas ricas en grasas saturadas, sobre todo aquellas que incluyan alimentos fritos, empeoran los síntomas de la ERGE: las dietas altas en colesterol y ácidos grasos saturados y un consumo calórico elevado a lo largo del día, se asocian a un incremento del riesgo de episodios de reflujo. Las grasas saturadas presentes en la carne de cerdo, aunque el animal coma bellotas, suelen aumentar los episodios de reflujo ácido intraesofágico en pacientes con enfermedad por reflujo gastroesofágico. Y no olvide que el jamón serrano proviene del cerdo.

Reducir el consumo de sal refinada.

Se aconseja reducir el consumo de sal de mesa, aunque se permite la sal marina integral. Los 84 elementos que contiene la sal marina sin refinar hacen que sea un condimento recomendable.

Limitar el alcohol

Se considera importante evitar el consumo de bebidas alcohólicas, incluso el vino. La cerveza 00, la sidra natural proveniente de manzanas e incluso el vermú de alcachofa, podrían ser admisibles eventualmente.

CAPÍTULO 13

CONTROL DEL ESTRÉS

Descripción:

Sobrecarga del sistema emocional y nervioso.

Todas las sociedades conocidas e incluso los animales, están sujetas a situaciones de estrés, puesto que es el mecanismo mediante el cual el organismo trata de adaptarse a la lucha por la supervivencia.

Causas:

Cualquier persona, independientemente de su sexo y edad, está sometida en el transcurso de su vida a presiones exteriores motivadas por su medio familiar, social y laboral, durante las cuales su sistema defensivo trata de acomodarse y soportar los múltiples inconvenientes que le llegan.

Se considera que padecen estrés cuando las tensiones son muy prolongadas y el organismo se ve incapaz de asimilarlas.

Sería algo así como una conducción eléctrica calculada para 500 vatios, a la cual se le incorporan pequeñas sobrecargas adicionales. Durante un corto espacio de tiempo se puede soportar y suponen una ayuda, un estímulo, pero si no existen derivaciones para canalizar el exceso vendrá el fallo.

La persona afectada apenas percibe este incremento de la tensión, puesto que su rendimiento físico es muy alto, consecuencia lógica de un cuerpo obligado a funcionar al máximo. Esta sobrecarga de trabajo o de tensión emocional suele ser benéfica durante cortos períodos de nuestra vida, ya que nos pone en funcionamiento facultades y energías quizá desconocidas para nosotros mismos. Solamente aquellas personas a las cuales la vida les somete a estos esfuerzos son capaces de efectuar actos de verdadero interés. El problema aparece cuando la tensión es demasiado prolongada y las reservas energéticas comienzan a decrecer. El sistema de adaptación de nuestro cuerpo, centrado principalmente en las suprarrenales, el corazón y la conducción nerviosa, acusa sobrecarga y trata de adaptarse subiendo la tensión arterial, aumentando el flujo de sangre, las hormonas suprarrenales, la irritabilidad emocional o con un exceso de jugos gástricos.

Estas anomalías conducirán a la larga a una serie de enfermedades que pueden abocar en una muerte súbita, justo cuando la persona parecía pletórica de eficacia y energía.

Síntomas y cambios que se suelen denominar como estrés:

- El enfermo tiene pocos síntomas externos, controla hasta cierto punto sus reacciones, pero su comportamiento difiere del de la mayoría y son sus familiares quienes establecen el diagnóstico de que debe ir al médico.

- Un enfermo neurótico no suele dar problemas a los demás, pero se hace un gran daño a sí mismo.

- Hay enfermos para los cuales el contar sus problemas internos a los demás les causa más daño que asimilarlos.

- Hay que distinguir entre quienes manifiestan **"nerviosismo"** solamente en un ambiente determinado (familiar, laboral o social), pero su comportamiento es normal en los demás, de quienes tienen problemas en todos los lugares y situaciones. Solamente en estos casos hay que hablar de trastornos de la personalidad.

- Para ayudar a un enfermo no hay que establecer patrones rígidos de la conducta. Lo que a nosotros nos gusta puede desagradar a otro.

- El **negativismo** se caracteriza por una falta total de las responsabilidades propias, lo que lleva al enfermo a abandonar el hogar, a la depresión y a refugiarse en las drogas o grupos marginales.

- Los **prejuicios** generalizados conducen casi siempre a una vigilancia exagerada sobre los peligros del exterior y también a almacenar en los recuerdos una colección de agravios y personas causantes. Su mente es muy capaz de almacenar durante años detalles y supuestos daños que los demás le han causado.

- Las **fantasías** nos pueden llevar a un callejón sin salida al imaginar un mundo idílico tan alejado de la realidad o tan difícil de lograr que nos haga despreciar el que tenemos. Las ensoñaciones sobre personas perfectas tal y como se muestran en el cine, amores puros o vida familiar paradisíaca, nos conducirán a la soledad y a comportamientos excéntricos. Estas personas evitarán, por tanto, la vida íntima, en pareja o familia, ya que dan por supuesto que nada va a resultar como necesitan. Sin embargo, la diferencia entre las fantasías patológicas y las normales estriba en que la persona enferma no lucha por conseguir ese mundo que sueña y el otro va detrás de su mundo de fantasía.

- El afectado suele acabar casi siempre convertido en un **hipocondríaco**, pero no solamente en el aspecto de su salud sino en cuanto a la vida en sí. Suele ver la vida desde un prisma tan negativo, tan lleno de peligros, que todo le da miedo.

- La **autodestrucción** consiste en volverse contra uno mismo, en hacerse daño tanto físico como mental. El cortarse la melena después de un disgusto amoroso, negarse a comer, el abandono del aspecto externo, el cese de toda búsqueda de trabajo o arañarse la cara, son algunos ejemplos de desequilibrio nervioso que puede llevar incluso al masoquismo.

- También es frecuente encontrar personas que **fingen,** que niegan sus problemas y sobre todo que niegan que les afecten.

Como si fueran actores interpretan el papel que más les gusta y aunque estén profundamente enamorados dicen "pasar" de la persona amada; cuando algo les duele dicen que no tiene importancia y ni siquiera van al médico, y hasta se ríen a carcajadas delante de la gente para demostrar que a ellos los avatares de la vida no les afecta en absoluto.

- Hay quienes pagan sus culpas con terceras personas, por supuesto no causantes de su mal. Otros **responsabilizan** siempre a sus allegados de sus males y esto les llevan a refugiarse con frecuencia en quienes ellos consideran sus salvadores, los que les van a dar sentido a su vida. Suelen ir en busca de alguien que les solucione sus problemas, que les haga sentirse felices, en suma, que les den algo.

Causas de estrés intenso:

- **Encarcelamiento** prolongado. En este caso lo asimilan peor quienes no eran plenamente conscientes de que algún día podrían acabar así.

Las personas que no siguen las leyes de manera habitual están preparadas para que algún día deban pagar por ello y de ocurrir el encarcelamiento lo asimilarían relativamente bien.

- **Despido**. También aquí influye mucho la edad y las posibilidades de volver a encontrar trabajo. Si en nuestra mente existe la posibilidad de ello el problema lo encajamos mejor que cuando lo vemos poco menos que imposible.

- Disfunciones **sexuales**. Afectan bastante más al hombre que a la mujer y suelen conducir a un callejón sin salida, ya que cada nuevo fracaso es una pérdida más de la esperanza de curarse.

- **Préstamo** bancario. Suelen concederse a tan largo plazo que no lo podemos apartar de nuestra mente durante al menos diez años, especialmente si la situación económica es inestable.

Afortunadamente siempre existe la posibilidad de dejar de pagarlo y con ello recuperar la tranquilidad, aunque para ello debamos dejar el bien adquirido con él.

De una manera más psicológica y sin tener en cuenta por tanto el factor físico de agotamiento, los siguientes trastornos nos conducirían irremediablemente a una situación delicada de estrés:

- **Miedo:** esta sensación es tan intensa que nos puede anular todos nuestros mecanismos defensivos e incluso paralizarnos. Pero el miedo no es solamente a una agresión física que pueda poner en peligro nuestra vida, sino el miedo a perder el trabajo, a que nuestros seres queridos mueran, a que Hacienda nos embargue nuestros bienes o a quedarnos solos. Esta sensación angustiosa, si se prolonga demasiado, nos causará un daño corporal muy serio y comprometerá nuestra salud.

- La **rutina** o el **cambio**: siendo dos circunstancias totalmente opuestas pueden provocar sensaciones iguales.

La falta de estímulos nuevos, la sensación de que nuestra vida carece de alicientes y que continuará así durante los mejores años, nos puede llegar a producir un rechazo a nuestro "modus vivendi" y cada nueva jornada será llevada con hostilidad. Este efecto de rechazo se manifiesta también con frecuencia en los matrimonios de larga duración, especialmente cuando llega la denominada "crisis de los 40", edad en la que es frecuente plantearse cómo ha sido nuestra vida y cómo nos gustaría que fuera el resto, cuando aún tenemos tiempo para rectificar. Pero el problema es que solemos culpabilizar a nuestra pareja de ello, sin darnos cuenta que el destino de cada uno es totalmente individual y depende de nosotros mismos. Y en el lado opuesto de la moneda tenemos al cambio, continuado o esporádico, el cual nos obliga a adaptarnos rápidamente a una nueva situación, rompiendo con otra que conocíamos perfectamente y a la que ya estábamos adaptados. Aunque con el paso de los días cualquier cambio es beneficioso para darnos nuevos alicientes, en las primeras semanas nos gustaría regresar a la situación cómoda que teníamos, a la cual estábamos perfectamente adaptados.

- La **tristeza**: más que la tristeza en sí lo que produce mayor estrés es la falta de desahogo en algún hombro amigo.

La imposibilidad de comunicar nuestros problemas o el reprimir el llanto, suelen provocar tarde o temprano enfermedades del alma. La muerte de un familiar cercano, especialmente el cónyuge o los hijos, la infidelidad de la pareja, el no sentirse querido o la ruina brusca económica, producen tal tristeza que acaban con frecuencia en la desazón y en ocasiones en el suicidio.

- La **incertidumbre**: tampoco es una casualidad que los adivinos y futurólogos persistan desde hace milenios y que las personas acudan a ellos sea cual sea su condición social o cultural. El deseo de saber qué nos deparará el mañana es un anhelo de toda la humanidad, aun cuando nuestra vida actual no sea especialmente desagradable. Pero esta incógnita del mañana es especialmente estresante en los siguientes casos:

Cuando se trata de una situación laboral incierta en la cual el despido está siempre en nuestra mente;

La enfermedad grave de un familiar cuyo final nadie es capaz de confirmarlo;

El temor a que un delincuente o terrorista que sabemos va detrás de nosotros pueda lograr su malvado propósito;

O el no saber si, por fin, el clima mejorará la cosecha que con tanto esfuerzo hemos logrado.

TRATAMIENTO

El remedio para evitar el estrés continuado pasa por la búsqueda de alternativas o descansos periódicos.

Si cada persona desarrollase actividades al margen de su trabajo (eso que se le denomina hobbys), hiciera deporte moderado no competitivo, no tomara excitantes, durmiera un sueño reparador, viajara más a la montaña que a la playa y tomara una alimentación saludable, podría soportar con facilidad las múltiples tensiones que la vida en las ciudades provoca.

Plantas medicinales:

Existen muchas hierbas que pueden ayudar a mejorar un organismo sobrecargado y entre ellas tenemos al eleuterococo, el espliego, el romero, la melisa y la valeriana.

La aromaterapia adecuada es el romero, jengibre, albahaca, geranio y lavanda, incluso en masajes.

Oligoterapia:

El oligoelemento manganeso, el zinc-cobre y el selenio, ayudarán a fortalecer el organismo.

Nutrientes:

Otras ayudas importantes las podemos conseguir tomando adaptógenos como el polen, la vitamina B-15, la jalea real y la vitamina B-1. También la L-Tirosina, la vitamina C.

Flores de Bach:

Roble (Quercus robar)

Fuerza. Retroceder a tiempo, renunciar a los imposibles, adaptabilidad y flexibilidad en lugar de oposición.

Es el remedio de los trabajadores, de los obsesos por el trabajo que pierden el sentido de la proporción de sus propias fuerzas y llegan fácilmente al agotamiento. Abatimiento por falta de logros, sensación de tener todo en contra. Personas muy luchadoras, valientes y que no gustan de rendirse, pero que se agotan por ir ciegos por un camino equivocado.

Tabaquismo

Se recomienda limitar el tabaco, la nicotina tiene efectos perjudiciales en la digestión, lo mismo que el alcohol.

Estilo de vida activo

Se recomienda seguir un estilo de vida activo y realizar una actividad física leve para evitar los síntomas de la ERGE. Sin embargo, se aconseja no realizar un ejercicio excesivo porque demasiada actividad física es un factor de riesgo importante de desarrollo de la enfermedad por reflujo gastroesofágico.

En caso de que el tratamiento con medicamentos, dieta o remedios naturales no proporcione mejoría de los síntomas y comiencen a surgir complicaciones como por ejemplo úlceras o esófago de Barrett, el médico podrá indicar la realización de una cirugía para tratar el reflujo gastroesofágico. Este procedimiento se hace por laparoscopia, mediante la cual se crea una válvula antirreflujo que ayuda a evitar que el ácido estomacal suba hacia el esófago.

Esta cirugía es realizada bajo anestesia general y por medio de pequeños cortes en el abdomen, y la recuperación total demora alrededor de 2 meses, siendo necesario en las primeras semanas alimentarse solo con líquidos, lo que puede ocasionar una leve pérdida de peso.

PRONÓSTICO

Se pueden controlar los síntomas de la ERGE, aunque las precauciones deberán seguirse siempre.

CAPÍTULO 14

ENFERMEDADES ANEXAS

Hay diversas patologías que suelen ir unidas al reflujo gástrico y entre ellas tenemos:

LARINGITIS

Inflamación de la laringe aguda o crónica.

Descripción:

El síntoma es claro, ya que la afonía implica una disminución del tono de voz. La necesidad de aclararse la garganta, el cosquilleo, la inflamación aguda y en ocasiones la falta de aire, son síntomas muy normales. Es casos más intensos puede haber fiebre, malestar general, edema de la garganta y fuerte dolor al tragar. La complicación más grave es la difteria.

Causas:

Lo normal es que una laringitis sea la consecuencia de una infección bacteriana o vírica localizada en la faringe o amígdalas, aunque también se dan con frecuencia a causa de beber bebidas frías, quitarse ropa estando sudando o en personas que tienen la necesidad de hablar mucho. También, una fuerte emoción o un grito espontáneo pueden desencadenar una laringitis.

No obstante, el reflujo gástrico es bastante habitual que afecta a la laringe, e incluso que pueda ocasionar patologías graves malignas.

Tratamiento:

El tratamiento no siempre proporciona resultados inmediatos y se hará necesario que el enfermo hable lo menos posible. Las laringitis víricas tienen peor solución y suelen durar días o meses.

La hierba por excelencia es el erísimo (también conocida como jaramago), al que deberemos añadir otras balsámicas que fluidifiquen las cuerdas vocales, como es el caso del eucalipto y la menta.

Otras hierbas que ayudan bastante son el gordolobo, el llantén, la malva, la agrimonia, el malvavisco, el tusílago y la flor de saúco.

Para gargarismos se utilizará una solución diluida de vinagre de manzana, sal y limón, al que podemos añadir 10 gotas de extracto de Própolis. Las cataplasmas calientes de arcilla en la zona laríngea alivian bastante.

Nutrientes:

Hay que tomar abundancia de zumo de berros, rábanos y zanahorias.

Homeopatía:

Árnica 4CH, Aconitum CH4, Belladonna CH4, Mercurius solubilis CH4.

GASTRITIS

Descripción:

Inflamación y lesión de la mucosa gástrica.

Causas:

Los motivos por los cuales se suele producir una gastritis pueden ser de tipo exógenos, erosivos, o infecciosos, entre ellas el consumo de alcohol, el tabaco, algunos medicamentos (especialmente los antiinflamatorios), alimentos muy calientes o condimentados con salsas picantes, alergias alimentarias, toxinas, infecciones gástricas o consumo excesivo de carnes.

La ingestión accidental de ácidos, sales de arsénico, mercurio, plomo, y las quemaduras, puede dar lugar a gastritis muy severas. De igual manera, las enfermedades eruptivas como el sarampión o la escarlatina, y las víricas como la gripe o la neumonía, también suelen ocasionar gastritis.

Síntomas:

En la gastritis aguda la sintomatología aparece después de 8 horas de la ingestión del agente causante y comienza por malestar, falta de apetito, ardor de estómago, agotamiento e incluso fiebre. Si existe erosión de la mucosa puede haber taquicardia, dolor intenso, hemorragias gástricas y sed intensa. La presencia de vómitos, pulso débil y cianosis, indica mayor gravedad.

Tratamiento:

El tratamiento de la gastritis aguda ocasional implica el reposo en cama y la no-ingestión de comida alguna.

Si el problema se agudiza se impone el ingreso en un hospital adecuado, ya que el mayor peligro está en la hemorragia.

La gastritis crónica o la aguda leve tiene buen tratamiento natural y este incluye los siguientes factores:

Eliminación de carnes, sustituyendo la mayoría de los alimentos por sopas templadas de copos de avena. Diariamente se tomará en ayunas agua arcillosa y si la gastritis es producida por algún alimento o producto contaminado se utilizará el carbón vegetal.

Hierbas útiles son el diente de león, el llantén, malvavisco y el azahar si hay componente ansioso.

Oligoterapia:

Para estos tratamientos es aconsejable el manganeso.

Nutrientes:

Alimentos complementarios serán las acelgas, las peras, el zumo de col, la patata hervida al vapor o el jugo crudo, así como la leche de almendras y la lechuga. Todas las comidas se aderezarán con abundante perejil fresco. También son recomendables la margarina vegetal, las zanahorias hervidas y la alcachofa, en una fase posterior.

Suplementos dietéticos necesarios son el Própolis y la vitamina A. El regaliz se utilizará entre comidas, pero en cantidades pequeñas.

Homeopatía:

Antimonium crudum CH6, Arsenicum CH4, Belladonna CHCH4, Bismutum subnitricum CH4, Bryonia CH4, Chamomilla CH4, Ferrum phosphoricum CH4.

GASTROENTERITIS

Descripción:

Inflamación e infección aguda de la mucosa del estómago e intestinos.

Causas:

Esta enfermedad puede ser causada por ingestión excesiva de alcohol, laxantes irritativos, ingestión de metales pesados, alergia alimentaria, medicamentos diversos, fiebres tifoideas, disentería bacteriana, uremia o quemaduras extensas. Preferentemente, se utilizará este término para definir las infecciones del aparato digestivo por bacterias o virus.

La ingestión unas horas antes de algún agente sospechoso suele bastar para establecer el diagnóstico y poner las medidas oportunas.

No obstante, la apendicitis y el neo paralítico dan síntomas similares, salvo la diarrea intensa que no se produce.

Síntomas:

Los síntomas comienzan rápidamente una vez ingerido el agente causante y se caracterizan por anorexia, malestar, vómitos, diarrea, espasmos intestinales y postración general. La diarrea puede ser muy intensa y contener incluso sangre y mocos. Si el cuadro es muy intenso la deshidratación y el shock aparecen enseguida. El enfermo puede caer rápidamente en un estado grave en el que no falta la carencia de potasio y un desequilibrio del sistema ácido-base. El ingreso en un centro hospitalario debe predominar sobre cualquier otro tratamiento.

Tratamiento:

Es aconsejable el reposo en cama y el primer tratamiento consiste en la administración de electrolitos por vía oral o venosa para prevenir la deshidratación. Se puede añadir arcilla en polvo para que cese la diarrea o carbón vegetal si se sospecha una intoxicación alimentaria.

Si el dolor abdominal no es muy intenso y el enfermo admite líquidos por vía oral, se le dará extracto de Harpagofito.

121

No obstante, hay que tener en cuenta que la arcilla y los electrolitos son la base del primer tratamiento. Posteriormente, una vez cortados los vómitos y la diarrea, tomará infusiones de escaramujo, malvavisco, salicaria y tomillo. La bistorta es un buen antidiarreico y el Própolis ayudará a combatir la infección.

Nutrientes:

El primer alimento que se puede administrar son las manzanas y los cereales bien cocidos.

CAPÍTULO 15

ÚLTIMAS CONSIDERACIONES

El estómago mantiene su equilibrio por medio de:

- Producción de un **pH ácido**

- Producción de **moco neutralizante**

- Su **actividad mecánica**

Estos tres elementos son vitales para el aparato digestivo en su conjunto y, específicamente, para la mucosa gástrica.

Cuando falla uno de los tres elementos aparece la **enfermedad por reflujo gastroesofágico (ERGE)**, donde por falla química o mecánica de la mucosa y elementos valvulares del estómago, respectivamente, se produce un ascenso del ácido gástrico al esófago dando lugar a la clínica típica del reflujo gastroesofágico.

La enfermedad por reflujo gastroesofágico sintomática y con clínica significativa de pirosis y regurgitación se debe atender de forma prioritaria y pronta.

De no hacerlo, estas son las complicaciones de la ERGE:

- **Esofagitis péptica**

- **Esófago de Barrett**: es una situación preneoplásica que si no se trata puede evolucionar a adenocarcinoma.

- **Estenosis esofágica**: las lesiones cicatrizan con el tiempo, pero con esta cicatrización se produce un estrechamiento de la luz del esófago con pérdida de su elasticidad (hay pocos casos).

- **Neumonitis química**: por la aspiración nocturna de contenido gástrico regurgitado. Muy frecuente.

- **Disfonía o ronquera**: por erosión péptica de la mucosa e irritación de las cuerdas vocales. Muy frecuente.

- **Esofagitis erosiva**.

Los medicamentos que pueden provocar reflujo gastroesofágico o empeorar los síntomas de la enfermedad por reflujo gastroesofágico son:

- Benzodiazepinas.

- Antagonistas de los canales de calcio (utilizados para tratar la presión arterial alta).

- Algunos medicamentos para el asma.

- Antiinflamatorios no esteroides (AINE).

- Antidepresivos.

¿Es posible eliminar el reflujo gastroesofágico?

Para eliminar el RGE lo principal es determinar el **agente etiológico y fisiopatológico**, es decir, qué produce dicho reflujo y la respuesta orgánica. Según hemos visto, estas son las **principales causas:**

- Incompetencia del esfínter esofágico inferior que no cierra.

- Aumento de la presión intraabdominal.

- Alteración de la resistencia de la mucosa esofágica.

- Alteración del aclaramiento esofágico del ácido.

- Factores gástricos: hipersecreción, vaciamiento gástrico lento (estenosis, disautonomía en DM...).

- Factores ambientales y constitucionales: obesidad, mala dieta, tabaco, ejercicio muy intenso, fármacos...

- Hernia de hiato.

Una vez determinada la causa del RGE lo primero es eliminarla (en los casos en que sea posible).

Tratando o no la etiología de la enfermedad del reflujo gastroesofágico, podemos aplicar una serie de medidas para **reducir los síntomas del reflujo gastroesofágico** hasta su perfecto control:

- Eliminar factores de riesgo que puedan desencadenar o agravar el RGE.

- Recomendar tratamiento nutricional para la pérdida de peso saludable y eficaz en pacientes con sobrepeso u obesidad.

- Eliminar el consumo de tabaco.

- Evitar comidas copiosas y ricas en grasas saturadas.

- Luchar contra el sedentarismo.

- Reducir el consumo de fármacos a los estrictamente necesarios.

- Eliminar productos que afectan al EII: entre ellos la menta, café, alcohol, grasas, azúcares refinados, harinas, fritos…

- Dormir con cierta elevación mejora los síntomas nocturnos.

- Reducir los tamaños de las porciones a la hora de comer.

- No ingerir alimento 3 horas antes de ir a dormir.

- Mantener una posición vertical tras las comidas, incluso en la siesta.

Son muchas las circunstancias que pueden afectar a un correcto funcionamiento digestivo, es por esto importante averiguar cuáles de estas son y tomar medidas, como son los cambios en el estilo de vida, medidas higienico-dietéticas (plan de alimentación personalizado) y ejercicio físico.

Sobre el agua de mar: ¿Qué hace para mejorar la acidez del estómago?

El pH levemente alcalino del agua de mar y su carga en bicarbonato y otras sales hacen del agua de mar un producto que puede neutralizar de forma parcial el exceso de acidez.

El suero Quinton isotónico es un buen remedio.

Estos son los beneficios que aporta a la mucosa gastrointestinal:

- Tiene un efecto sedante y antiinflamatorio.

- Favorece la absorción de los nutrientes.

- Favorece la recuperación de las lesiones erosivas de la mucosa gástrica y esofágica.

- Tiene cierto efecto neutralizador del ácido gástrico, pero no sirve como tratamiento agudo, sino más bien como tratamiento de fondo.

- El agua de mar nos aporta minerales sin azúcares añadidos por lo que no agrava el reflujo gastroesofágico (RGE) como sí lo hacen otras bebidas refrescantes azucaradas.

El consumo de agua de mar en ayunas alcaliniza la luz gástrica, gracias a su concentración de K, Na, Mg contrarresta los efectos malabsortivos de estas sales que se dan con la toma de antiácidos como IBP.

La encontrará bajo el nombre de Suero Quinton.

Masticar goma de mascar sin azúcar después de las comidas

Un estudio de 2005 ha demostrado que la goma de mascar puede aumentar la frecuencia de deglución, mejorando la tasa de eliminación del reflujo en el esófago.

Masticar también aumenta la producción de saliva, que ayuda a neutralizar el ácido estomacal. Sin embargo, es importante evitar masticar gomas que contengan azúcar, lo que puede empeorar los síntomas o causar erosión dental. Las personas también deben evitar la goma con sabor a menta, ya que la menta puede empeorar los síntomas del reflujo gástrico.

Usar ropa menos ajustada

La ropa ajustada, como cinturones, pantalones vaqueros u otras prendas ajustadas alrededor del estómago y la cintura, puede ejercer presión sobre el abdomen. Esta presión, conocida como presión intragástrica, puede desencadenar el reflujo gástrico.

Puedes intentar usar ropa suelta para aliviar la presión sobre tu región abdominal.

Probar el té de hierbas

Algunas bebidas, como el café y el alcohol, pueden aumentar los síntomas del reflujo gástrico. Reemplazar estas bebidas con té de hierbas o café descafeinado puede ayudar a reducir la probabilidad de reflujo gástrico.

Los tés de hierbas también pueden ayudar a mejorar la digestión y aliviar síntomas como mareos o náuseas.

Los tés de hierbas populares incluyen:

- té de manzanilla amarga

- té de regaliz

- té verde

- té de hinojo

- tés de frutas

Es mejor evitar los tés de menta, que pueden desencadenar el reflujo gástrico.

Introducir alimentos ricos en fibra en tu dieta

La fibra es una parte importante de toda dieta saludable.

Puede ayudarte a sentirte lleno y ayudar a la digestión, aliviando los síntomas del reflujo gástrico.

Los alimentos ricos en fibra que puedes comenzar a introducir en tu dieta incluyen:

- cereales integrales para el desayuno

- avena

- pan de cereales

- pasta de trigo integral

- trigo vulgar (o hervido)

- arroz integral

- piel de papas (por ejemplo, en papas cocidas)

- frijoles

- lentejas

- garbanzos

- brócoli

Llevar un registro

Llevar un diario y rastrear cuándo ocurre el reflujo gástrico puede ayudar a sentirte más en control de tu cuerpo.

131

Además de los síntomas, puede anotar los alimentos que ha comido y cualquier cambio en la conducta o hábitos.

Este enfoque puede ayudar a identificar cualquier desencadenante del reflujo gástrico, y evitarlo posible para prevenir que el reflujo gástrico vuelva a aparecer.

Sin embargo, los desencadenantes del reflujo gástrico varían de una persona a otra, y pueden no ser siempre obvios.

Si alguien no puede identificar y eliminar los factores que causan o empeoran el reflujo gástrico, o si le preocupan sus síntomas, debe comunicarse con el médico. Es posible que tenga enfermedad de reflujo gastrointestinal u otra afección de salud.

El diagnóstico inicial del reflujo gastroesofágico se basa en los síntomas. Sin embargo, si estos son diarios o es necesario mantener tratamiento farmacológico durante más de 2-3 semanas, es conveniente realizar exploraciones dirigidas a conocer:

- Existencia o no de reflujo.

- Existencia o no de complicaciones derivadas del reflujo.

- Descartar otras lesiones que clínicamente se parecen al reflujo y tienen un tratamiento y un pronóstico diferente.

Pruebas diagnósticas:

- **Gastroscopia**: permite saber si se ha producido inflamación esofágica (esofagitis) y su severidad. También permite tomar muestras para biopsia en el caso de encontrar lesiones y descartar otras enfermedades que pueden simular un reflujo.

- **Manometría esofágica**: mediante una sonda se estudia cómo se mueve el esófago cuando el paciente traga líquidos.

- **Radiografías con constraste:** se administra un líquido oralmente, que es opaco y se puede ver por rayos X, y se estudia el paso de esófago a estómago y la existencia o no de reflujo hacia el esófago.

- **pH metría de 24 horas**: consiste en introducir una sonda por la nariz con un sistema en la punta que detecta el pH existente en el esófago y/o en el estómago. Permite saber cuándo se producen los episodios de reflujo, cuánto tiempo duran, si se relacionan o no con los síntomas, etc.

OTROS LIBROS DE SU INTERÉS

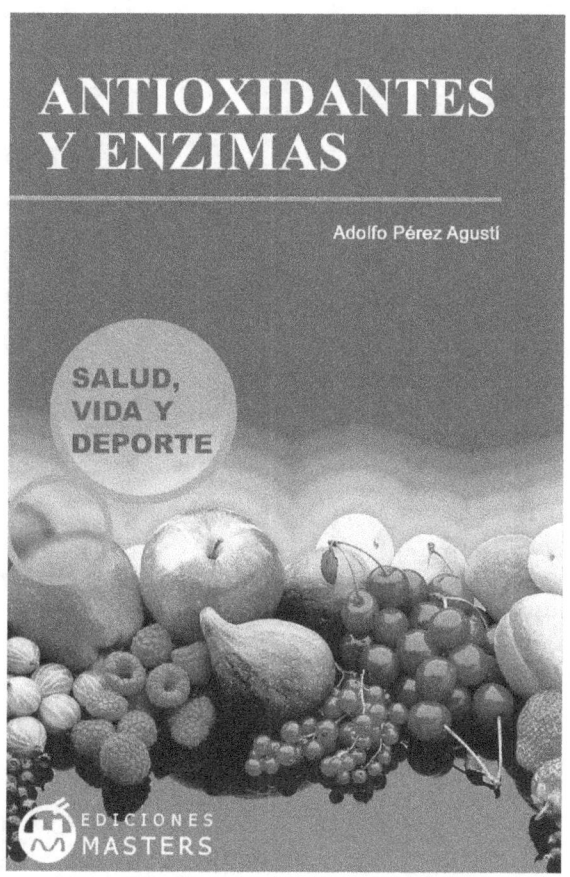

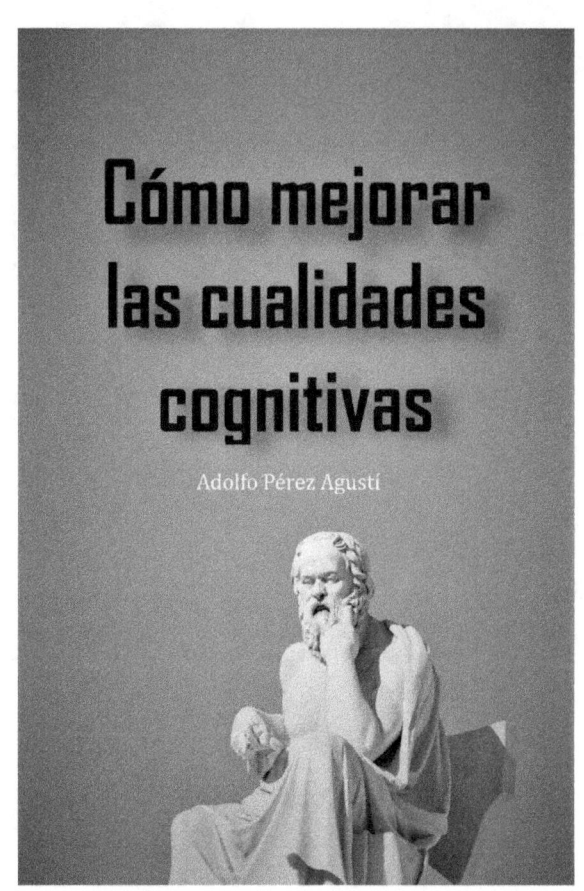

Cómo mejorar las cualidades cognitivas

Adolfo Pérez Agustí

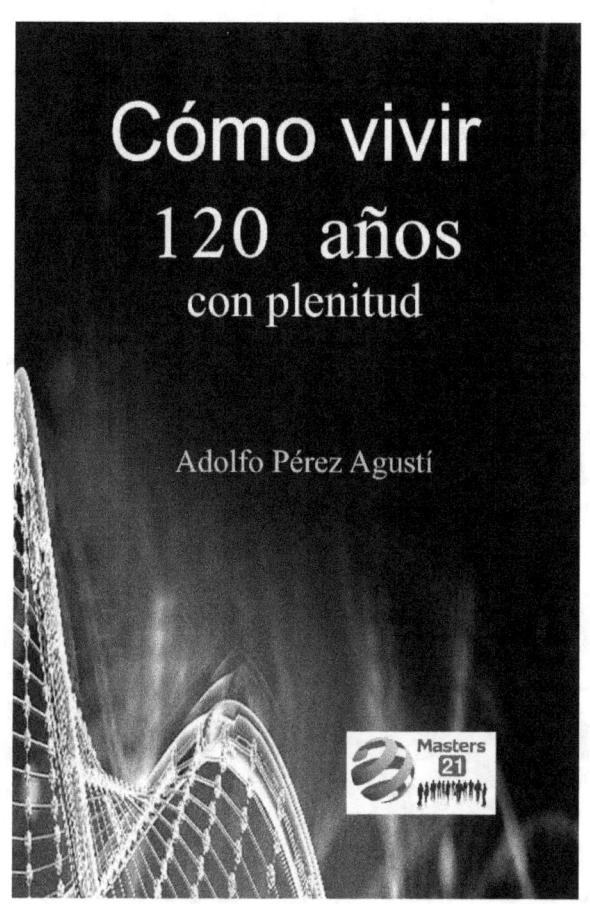

Cómo vivir
120 años
con plenitud

Adolfo Pérez Agustí

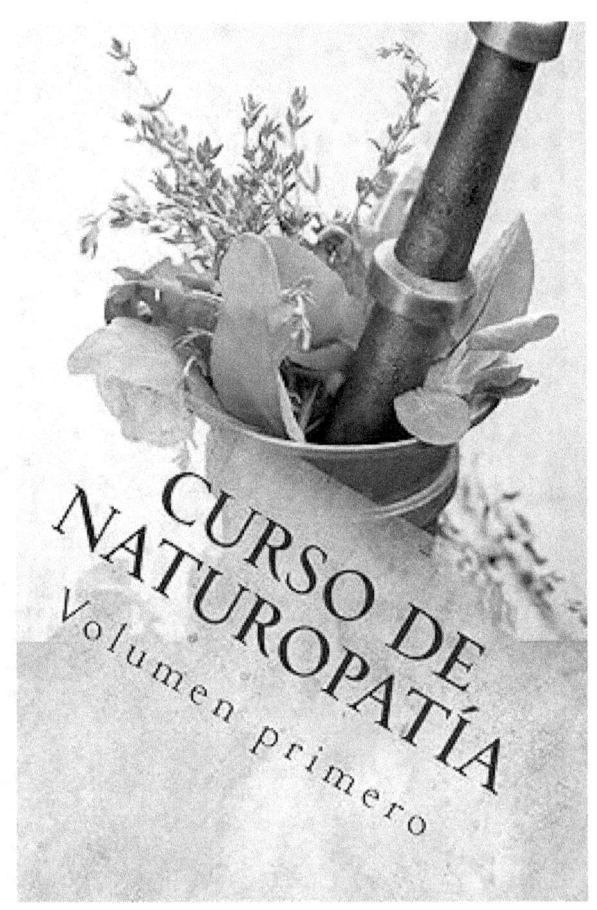

CURSO DE
NATUROPATÍA
Volumen primero

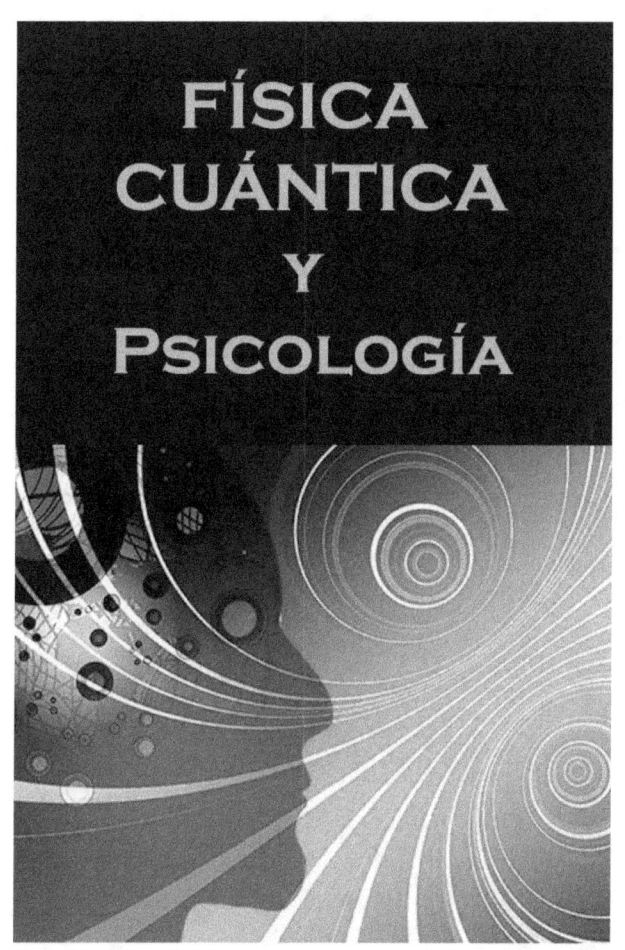

FÍSICA CUÁNTICA Y PSICOLOGÍA